实用医院管理规范

林　俐　刘　宇　潘小炎
熊　利　韦　嫚　李　琳　主编

上海科学技术文献出版社
Shanghai Scientific and Technological Literature Press

图书在版编目(CIP)数据

实用医院管理规范 / 林俐等主编. -- 上海 :
上海科学技术文献出版社, 2024. -- ISBN 978-7-5439-9267-2
Ⅰ. R197.32-65
中国国家版本馆 CIP 数据核字第 2024FM8783 号

责任编辑：付婷婷
封面设计：崔爱红

实用医院管理规范
SHIYONG YIYUAN GUANLI GUIFAN
林 俐 刘 宇 潘小炎 熊 利 韦 嫚 李 琳 主编
出版发行：上海科学技术文献出版社
地　　址：上海市淮海中路 1329 号 4 楼
邮政编码：200031
经　　销：全国新华书店
印　　刷：北京中汇数字印刷有限公司
开　　本：787mm×1092mm　1/16
印　　张：7.875
字　　数：193 000
版　　次：2024 年 12 月第 1 版　2024 年 12 月第 1 次印刷
书　　号：ISBN 978-7-5439-9267-2
定　　价：98.00 元
http://www.sstlp.com

《实用医院管理规范》
编 委 会

主　编　林　俐　刘　宇　潘小炎　熊　利
韦　嫚　李　琳

副主编　吴思果　刘　丽　卢福梅　孙雪洋
李学慧　黄　玉　刘冠宇　陈　香
彭高伟　项光剑　庞诗誉　孟凡荣
陆学红　梁桂婵　万　光　曾　毅

编　委（以姓氏笔画为序）

万　光　山东省立医院
韦　嫚　柳州市人民医院
卢福梅　东莞市东坑医院
刘　宇　深圳市罗湖区人民医院
刘　丽　内蒙古自治区人民医院
刘冠宇　广西陆川县妇幼保健院
孙雪洋　河南省洛阳正骨医院(河南省骨科医院)郑州院区
李　琳　太原市中医医院
李学慧　河北医科大学第一医院
杨远奋　东莞市社区卫生服务管理中心
吴思果　自贡市第一人民医院
陆学红　平果市医疗保障服务中心
陈　香　深圳市保健委员会办公室
范宏茜　佛山市南海区第九人民医院
林　俐　德阳市人民医院
庞诗誉　广西壮族自治区职业病防治研究院(广西壮族自治区工人医院)
孟凡荣　北京怀柔医院
项光剑　广西壮族自治区人民医院
胡雅静　佛山市南海区医院管理中心
黄　玉　广西医科大学第一附属医院
黄建华　佛山市南海区医院管理中心
梁桂婵　广西医科大学第一附属医院
彭高伟　广西壮族自治区药用植物园

蒋　琼　广西壮族自治区职业病防治研究院(广西壮族自治区工人医院)
喻新华　广西壮族自治区职业病防治研究院(广西壮族自治区工人医院)
曾　娜　广东医科大学顺德妇女儿童医院
曾　毅　昆明市延安医院呈贡医院(昆明市呈贡区人民医院)
谭东光　广西壮族自治区职业病防治研究院(广西壮族自治区工人医院)
熊　利　云阳县人民医院
潘小炎　广西医科大学第一附属医院

前　言

医院是以最大限度满足患者就医，为人类卫生健康事业服务的社会公益机构，医院管理学是卫生事业管理专业中的重要专业学科，它对卫生事业管理专业的教学及医院管理实践起着非常重要的作用。随着社会经济的发展和人民群众对医疗服务需求和期望的提高，医院的功能与任务随之发生了较大的变化，并由此带来了医院管理理论和方法的变革与创新。医院管理者必须关注医院管理的发展趋势与医院的改革方向，主动调整医院的经营理念和发展战略，完善医院内部管理，以适应社会经济发展的需要，人民群众对医疗服务的需求和期望以及政府对医疗服务宏观调控的要求。

本书以现代管理科学理论结合我国医院改革和发展的实际，总结多年来医院管理的经验，具有学术观点新，理论联系实际，科学性和实用性强的特点。本书系统介绍近年来我国医院管理实践中应用广泛或正在逐步引入的医院管理理论与方法，内容涉及了医院的整体医疗管理、医院财务管理、医院感染管理等内容。全书编写力求理论与实践相结合，以适应我国医院管理专业的学生、医院管理者、卫生行政管理者和医院管理教学与研究者的学习和应用需求。

医院管理学涉及内容广泛，随着科技的进步，其研究领域的发展日新月异，加之作者水平和经验有限，故书中如有疏漏或不足之处，恳请广大读者及医务工作者批评指正，以期再版时予以改进、提高，使之逐步完善。

编　者

2024 年 5 月

目　录

第一章　医院管理学

医院是人类与疾病斗争过程中所形成的防病治病、保障人民健康的组织机构。它拥有门诊和住院医疗服务设施，集中了相对优越的医疗技术，反映了社会的发展，也体现了各个时期的医学技术水平。作为人类认识和征服疾病的重要场所，医院义不容辞地承担着救死扶伤的社会责任。

第一节　医院基础概述

一、医院的基本概念

在不同时期不同文化背景下，医院有着不同的含义。世界卫生组织提出的医院定义是：医院是治病防病，保障人民健康，设有病房和门诊的医疗预防机构。医院的卫生专业技术人员集中，拥有医疗器械比较齐全，能以精湛的技术为患者诊治疾病，担负预防保健工作，并结合医疗预防开展医学科学研究和卫生专业人员的培训工作。世界卫生组织把医院的内涵和外延、硬件和软件做了很好的定位和诠释。

综上所述，医院是运用医学科学理论与技术，通过医护人员及非医护人员的集体协作，达到对患者或特定人群提供疾病诊疗、患者照顾的组织机构。一所医院应具备如下基本条件：①应有正式的病房和一定数量的病床设施、医疗设施，应有住院和门诊等多种服务方式，有能力对患者提供连续、合理、有效的诊疗、护理和基本的生活服务，满足患者的医疗保健需要。②应有一定的诊疗组织形式及诊疗活动的支持系统，包括临床科室、医技科室、辅助科室等，保证医疗业务活动的正常进行，并能为就医者提供一定的休养环境。③应有相应的人员配备，包括卫生技术人员、非卫生技术人员、行政人员和后勤人员，各类人员在特定的工作环境中分工协作，共同完成整体组织功能。④应有相应的规章制度，包括人力资源管理制度、诊疗常规、医疗质量管理制度等。

二、医院的性质与医疗服务的特点

早期的医院是在人道主义思想的土壤上产生的，是以慈善和奉献精神为象征的。现代的医院是社会生产保障的子系统，随着经济和科学技术的发展和生产社会化程度的提高，许多国家把提供基本医疗服务、保障国民健康作为政府的职责，推动医疗卫生事业的系统改善。《中共中央、国务院关于卫生改革与发展的决定》中明确指出，我国卫生事业是政府实行一定福利政策的社会公益事业。作为卫生事业的重要组成部分，医院既有卫生事业的基本性质，又有自身的特性。

(一)医院的性质

总体而言，医院具有以下3个性质。

1.公益性

医学的根本目的是为人类的健康服务。医院作为一个保障人民健康的实体机构，无论是营利性医院还是非营利性医院，都以救死扶伤为天职，应具有人道主义的职业道德，也即公益性是医院的基本社会属性。由于不同国家的社会经济状况不同，医院的公益性程度可能存在一定的差异。我国医院是对人群提供防病治病、保障人民健康的卫生事业单位，政府对医院实行一定的补贴或税收减免政策，以保障人人享有卫生保健服务。

2.服务性

现代社会中，医院、医务人员与患者的关系，是服务与被服务的关系。从这一点上讲，医院属于服务行业。医院是运用医学科学技术，对特定人群进行生理和心理的医疗、预防和康复服务，使其恢复健康、增强体质，间接促进社会发展。以患者为中心是现代医院的一个重要理念，医院不仅要重视患者的生理需要，还要重视患者的心理和社会需要。医院应把以疾病为中心的医疗观念转变为关注患者整体的医疗观念，改善医院的就医环境、就诊流程，通过全体医院员工良好的医德医风、精湛的医疗技术、热情的服务态度、优美舒适的就医环境，更好地服务于患者及其家属。

3.经营性

医院是一个经济实体，医疗活动需要人力、物力、财力、时间和信息的投入，并受到商品经济价值规律的制约，因此医院除了要遵循医疗服务的内在规律外，还要遵循商品经济的价值规律。医院更强调加强内部的运行管理，提高效率、改善质量、降低成本。营利性医院应该根据医疗市场的需求自主确定医疗服务项目，完全靠自身的经营来生存和发展；非营利性医院虽然享受政府给予的财政补助和(或)税收的减免政策，但医院还是应该靠自身的经营来解决其在医疗市场竞争中生存和发展的需要，因此也必须注重经营管理。

(二)医疗服务的特点

1.时间性

时间就是生命，医院在诊疗过程中分秒必争，与时间赛跑，最大可能争取抢救和诊疗的时机。医疗服务中，对病情的变化必须做观察和监测，及时地处理一切可能发生的问题。

2.安全性

医疗行业是一个高风险的行业。医院工作的对象大多是等待救治的脆弱生命，医院涉及人的生命安全。对人的生命的尊重可以从技术服务、心理服务、生活服务等多个方面反映出来。重视医疗安全，提高风险防范意识，保证患者和医务人员的医疗安全，是现代医院管理的重要职责。

3.协同性

随着医学科学技术的发展，医疗行业分工越来越细化，专业化能提高工作的效率和效果。但人是一个完整的有机体，医疗质量是医院系统整体功能的综合体现，必须注意综合协调，发挥整体的作用，增强应变能力，才能取得更好的效果。

4.复杂性

医院服务的对象是人，所诊治的疾病种类繁多，病情变化万千，个体差异大。医疗服务对象的多样性和特殊性决定了医疗服务过程中要适应不同患者的需求而做相应的变化。因此，医疗服务的效果与服务人员的素质和水平、医疗技术发展的程度、疾病本身的复杂性、患者的依从性、患者与医生的互信等多方面都有关系。

5.社会性

从社会层面来说，医院的医疗服务面广、涉及人数众多，医院工作的好坏在一定程度上影响着社会的稳定与发展。好的医疗服务促进了人群的健康，促进了社会经济的发展。但是，当前我国医患关系较为紧张，因各种原因导致的医患纠纷频发，不仅影响到医院的医疗服务，而且影响到社会的稳定。如果不能改善医患关系，不能恰当地处理医患纠纷，可能会导致医患双方行为的扭曲，对社会造成不良影响。从医院层面来说，随着社会专业分工的细化，医院已逐步把后勤供应、保洁等非核心业务推向社会，由社会相关机构提供专业化的后勤保障服务，医院则把有限的资源放在核心业务上。医院的医疗服务与整个社会的联系越来越紧密。

三、医院的分类

（一）按功能分类

根据我国《医院分级管理办法（试行方案）》的规定，医院分类如下。

1.一级医院

一级医院是直接为社区居民提供医疗、预防、保健、康复、健康教育、计划生育指导六位一体的医疗预防保健服务的机构。它包括农村乡镇卫生院、城市社区卫生服务中心和相当规模的工矿、企事业单位的职工医院等。

2.二级医院

二级医院是为一个地区（跨几个社区）的居民提供医疗预防保健服务和承担一定教学、科研任务的医院，包括一般市、县级医院以及省、直辖市的区级医院。

3.三级医院

三级医院是向多个地区提供高水平专科性医疗卫生服务和承担医学教学与科研任务的医院，主要指中央、省、自治区、直辖市直属的城市大医院及医学院校的附属医院。三级医院是我国医疗、教学和科研的中心。

（二）按收治范围分类

按收治范围，医院可分为综合性医院和专科医院。

1.综合性医院

综合性医院主要从事多专科的疾病诊治。大型综合性医院主要从事急危重症、疑难病症的诊疗，并结合临床开展教育、科研工作。在国外一些发达国家，综合性医院大多数为急性病医院。

2.专科医院

专科医院是为特定专科疾病提供诊疗的医疗机构，一般只针对患特定疾病的患者，主要提供疾病诊治，并结合临床开展教育、科研工作，如传染病医院、妇产科医院、眼科医院、精神卫生中心、特殊治疗中心等。

3.长期疾病医院

这类医院主要针对一些慢性病提供治疗、护理服务，如老年护理医院、康复医院、临终关怀医院等。

（三）按经营目的分类

按经营目的，医院可分为营利性医院和非营利性医院。由国务院体改办、卫健委等部委发布的《关于城镇医药卫生体制改革的指导意见》中明确规定："建立新的医疗机构分类管理制度，将医疗机构分为非营利性和营利性两类进行管理。国家根据医疗机构的性质、社会功能及其承担的义务，制定不同的财税、价格政策。""政府举办的非营利性医疗机构由同级财政给予合理补助，医疗服务价格执行政府指导价。""营利性医疗机构医疗服务价格放开，依法自主经营，照章纳税。"

1.非营利性医院

非营利性医院是指为社会公众利益服务而设立和运营的医院，它不以营利为目的，其收入用于弥补医疗服务成本，实际运营中的收支结余只能用于医院的自我发展，如改善医疗条件、引进技术、开展新的医疗服务项目等。此外，非营利性医院在终止业务活动后，其剩余资产由社会管理部门处置，出资者无权自行处置。政府举办的非营利性医疗机构由同级财政给予合理补助，并按扣除财政补助和药品差价收入后的成本制定医疗服务价格；其他非营利性医疗机构一般不享受政府补助，医疗服务价格执行政府指导价，享受相应的税收优惠政策。非营利性医院主要提供基本医疗服务。

2.营利性医院

营利性医院是指以利润最大化为经营目的的医院，其医疗服务盈余可用于投资者的经济回报。医院根据市场需求自主确定医疗服务项目，医疗价格放开，依法自主经营，照章纳税。

（四）按产权属性分类

按产权属性，医院可分为公立医院、集体所有制医院、股份制医院、私立医院等。

1.公立医院

公立医院是由国家投资兴办，所有权归全体人民的医院。公立医院担负着我国主要的医疗保健任务，在数量上占有绝对优势，集中了一大批中高级专业医务人员，拥有较先进的医疗设备和仪器，代表了国家和地区先进的医疗技术水平，是我国培养卫生专业人员的教学和医学科研基地，承担了大量的防病治病工作，是形成我国城乡三级医疗网络的主导力量。

2.集体所有制医院

集体所有制医院是由部分劳动群众共同占有生产资料的一种公有制形式，由集体经济兴办或在对个体医院进行社会主义改造的基础上发展起来的。现阶段，我国集体所有制医院主要包括部分城镇街道医院、集体所有制工商企业的卫生院和部分乡村卫生院等。

3.股份制医院

股份制医院实行股份制，个人或机构可通过投资入股成为医院的所有者。股份制医院在我国是改革中出来的一种新型的医疗机构。有的股份制医院因有医院职工持股，使医院职工既是医院的劳动者，又是医院的所有者，职工的利益与医院的经营状况紧密联系在一起，增强了医院职工的主人翁意识，有效地调动了职工的积极性、主动性和创造性。

4.私立医院

私立医院是由个人出资兴办的医院，医院的所有权归出资者所有。目前我国私立医院规模一般较小，多为专科医院，它弥补了公立医院的医疗服务提供不足的弊端。我国部分私立医院为营利性医院。

第二节　医院管理概述

一、医院管理的概念

管理活动就是对组织的资源进行有效整合以达到组织既定目标与责任的动态创造性活动。医院管理是随着医院的出现而产生的一种组织行为，是为了实现医院的组织目标所进行的一系列活动。它是按照医院工作和发展的客观规律，运用现代管理理论和方法，对医院的人、财、物、时间、信息等资源进行计划、组织、协调、控制，以充分发挥整体运行功能，达到资源配置最优化及最佳综合效益的管理活动过程。

二、医院管理的任务

医院管理的目的，不仅是使医院得到发展，还要为患者提供优质的服务，满足社会医疗保健的客观需要。医院管理要处理好医院与社会的关系、医院内部各子系统间的关系、医院与患者的关系。医院与社会关系的管理是医院管理系统的对外职能，医院的工作、制度等都必须适应社会的需求，为医院的生存与发展创造一个良好的外部环境；医院内部各子系统关系的管理是医院管理系统的对内职能，通过优化医院系统的一系列管理活动，协调好各子系统的关系，以最大限度地发挥医院的人、财、物、时间和信息的优势；医院与患者关系的管理就是医院以患者为中心，不断提高医疗质量，不断改善医患关系。总体而言，医院管理的任务是改善服务，规范行为，提高质量，确保安全，不断满足患者日益增长的医疗服务需求，探索科学的医院管理体制、运行机制与监督机制。

第三节　医院宏观管理

我国卫生事业是公益性的福利事业，其基本目的是为群众提供适宜的医疗卫生保健服务，合理利用资源，体现医院的社会效益和经济效益。由于医疗市场不是一个完全自由竞争的市场，不能完全依赖市场来调节医疗资源的配置与利用，政府需要对医院的经营活动进行宏观管理。通过有效的医院宏观管理，可以使医院的经营管理不是一种纯粹的市场行为，能有效配置资源,提高资源的利用效率和公平性。政府对医院的宏观管理主要有计划手段、经济手段、行政手段和法律手段。

一、计划手段

医院宏观管理的计划手段是方向性和强制性的。政府可通过指令性计划,统一分配医疗资源,统一制定医院的基本标准,统一下达医院发展规划,统一确定基本医疗服务项目和基本药物目录,统一部署医院的各项工作任务及重大公共卫生及医疗事件的预案,合理确定医院发展的战略目标,集中有限资源进行重点学科建设、资助重大医学科研项目等。

区域卫生规划是政府计划管理的重要手段。它是在一个特定的区域范围内,根据经济发展、人口结构、地理环境、卫生与疾病状况、不同人群需求等多方面因素,来确定区域卫生发展方向、发展模式与发展目标,合理分配卫生资源,合理布局不同层次、不同功能、不同规模的卫生机构,使卫生总供给与总需求基本平衡,形成区域卫生的整体发展。医疗机构设置规划是区域卫生规划的重要组成部分。它是以卫生区域内居民实际医疗服务需求为依据,以合理配置医疗卫生资源及公平地向全体公民提供高质量的基本医疗服务为目的,将各类、不同隶属关系、不同所有制形式的医疗机构统一规划设置和布局。区域卫生规划的目标是规划期间卫生工作的方向和重点,是区域卫生规划的灵魂。在设立区域卫生规划目标时,所涉及的对未来预测的部分,应以翔实的材料做依据,使用科学的方法进行预测,使卫生资源能更有效地分配和利用,保证医疗服务的公平性、可及性、效率及效果。

二、经济手段

医院宏观管理的经济手段具有诱导性、间接性、灵活性,主要包括医疗服务价格政策、收支两条线管理、税收政策、医疗保险政策等。

(一)医疗服务价格政策

建立适应社会主义市场经济体制需要的宏观调控与市场调节相结合的医疗服务价格管理政策是卫生事业发展的必然要求。医疗服务价格的管理体系,对于调整医疗服务市场、对于完善医疗机构的运行机制,具有非常重要的杠杆作用。它可以调控医疗服务市场,也可以使医院的运行机制、补偿机制更加合理。医疗服务价格管理必须从完善有关政策入手,引导医疗服务走向健康发展的良性循环道路。此外,建立医疗成本核算制度,也有利于准确核定医疗服务价格,建立医疗服务的定价机制,保证医疗服务价格趋于科学、合理,最终正确引导医务人员和广大群众的医疗服务和就诊行为。

(二)收支两条线管理

“收支两条线”是指医院将所得的收入上缴国库或财政专户,其所需经费由财政部门按预算核拨,收入与支出分渠道运作,其收支活动处于财政部门直接、全面的监督之下。“收支两条线”被认为是一项从源头上预防和治理腐败的措施,收支两条线互不交叉,能够彻底切断非营利性医疗机构与其营业性收入的利益联系。当然,收支两条线需要全面、完善的补偿和考核机制做支撑,否则医疗服务的效率和质量可能会受到影响。此外,收支两条线的管理需要有政府较大的财政支持力度,对政府财政的压力比较大。

（三）税收政策

我国对非营利性医院不收税，对营利性医院按其收入所得的一定比例纳税。由于医疗服务是一项特殊的社会服务，不管是非营利性医院还是营利性医院，其提供的医疗服务都具有一定的公益性，医疗服务不能够完全实行市场化经营，不能按企业管理模式管理医院，因此对营利性医院的医疗服务收入应实施相对合理的税率。对营利性医疗机构取得的收入直接用于改善医疗卫生条件的，应延长其税收优惠政策的时间。对医院税收政策的确立，要有利于促进医疗资源的合理配置、有利于基本医疗服务的提供、有利于群众获得更好的医疗服务。

（四）医疗保险政策

医疗保险政策是生产发展、社会进步的必然结果。医疗保险通过征收医疗保险费和偿付医疗服务费用来调节收入差别、抵御疾病风险。医疗保险是一种重要的收入再分配的手段，是推进卫生事业健康发展的重要举措。医疗保险对患病的劳动者给予经济上的帮助，有助于消除因疾病带来的社会不安定因素，是调整社会关系和社会矛盾的重要社会机制，促进社会文明和进步的重要手段。近年来，我国随着医疗保险制度的不断完善，医疗保险机构也越来越重视对医院医疗服务提供的监管，促进医院医疗服务的合理提供，努力控制医疗费用的快速增长。

三、法律手段

医院宏观管理的法律手段具有强制性、稳定性和超前性。国家依照法定的权限和程序制定的法律法规，是医院经营管理中必须遵循的。目前我国出台的与医院经营管理有关的法律法规有《医疗机构管理条例》《中华人民共和国传染病法》《医疗事故处理条例》《中华人民共和国护士管理办法》《中华人民共和国献血法》《中华人民共和国母婴保健法》《医疗废弃物管理条例》等。医学技术的发展还在不断推动相关法规的建设，调整着公民、法人和其他组织的行为和相互关系。科学、合理的卫生法律法规的制定，可最大限度保障公民的健康权，促进医院工作向法治化方向发展，推动医学科学进步和经济发展，防止和遏制医学科学技术的滥用，营造公平的竞争环境。不断健全和完善相关的法律法规，是医院、社会和政府共同的责任。

四、行政手段

医院宏观管理的行政手段具有权威性、垂直性和强制性。行政手段是指国家用政权力量直接干预，可采用发布命令、指令、规定等形式，按照行政系统、行政区域，直接引导和控制社会经济活动。采用行政手段对我国医院进行宏观管理是比较有效的管理方式，它的针对性强，措施的效果具有一定的可预见性，传播速度较快，对相关者影响较大。由于行政手段的这些特点，要求在运用行政手段时必须尊重客观规律、重视社会和经济效果。事实上，行政手段与经济手段是相辅相成的，如在对医院医疗费用的总量控制中，可同时使用行政手段和经济手段，以调整医院的医疗行为，抑制医疗费用的快速增长。

此外，为了保证卫生政策和相关法规在医院中的执行，卫生监督也是一个有效的行政管理手段。卫生监督可以了解卫生政策和法规的执行情况与成效，促进医院的运行符合相关的法律法规和政策要求，规范医疗市场的行为。当前，卫生监督机构对医院的监督，已从医疗服务的准入，到人员、设备和设施的配备，到医疗服务的质量与安全，逐步完善。

第二章　医院战略管理

战略(strategy)本是军事用语,是与战术(tactics)相对而言的。战略是指总体的、全局性的、宏观的决定和决策;战术是指部分的、局部的、微观的决定和决策。波兰国际象棋大师萨维利·塔塔科维(Savielly Tartakover)认为:战术是当准备做某事时明白去做什么,而战略是当无事可做时明白去做什么。

第一节　医院战略概述

一、医院战略管理的产生与发展

最早将战略概念与经营联系在一起的是20世纪40年代末的诺依曼(Neumann)和摩根斯坦(Mogenstern)。在20世纪40年代末和50年代初,战略管理包括规划、编制、预算系统;20世纪60年代和70年代,战略规划在经营单位迅速发展,他们认识到单纯的财务计划不足以成为一个完整的管理系统。1972年,美国学者安索夫(I.H.Ansoff)在《战略管理思维》一文中最早提出"战略管理"一词。1979年他又出版了《战略管理》一书,系统阐述了战略管理模式。同时,美国掀起了战略管理与实践的热潮。战略管理先是在营利性组织(如企业)实施,而后逐渐扩大到非营利性组织,如教育机构、医院和政府机构等,以应对竞争环境。

战略管理理论发展很快,国外分为三大学派,即竞争战略学派、资源配置学派和目标战略学派。事实上,竞争、资源配置和目标都是医院战略管理的重要内容,必须给予同等关注。

二、医院战略管理的特征与作用

(一)医院战略管理的特征

1.全局性

现代医院是一个多层次、多要素、多重关系相交织的系统。医院战略管理必须以医院全局为对象,根据医院总体发展的需要而规定医院的总体行为,从全局出发去实现对局部的指导,使局部得到最优的结果,保证全局目标的实现。具体地说,作为指导全局的总方针,医院战略是协调医院内部各科室之间、管理层之间关系的依据,是促进医院内各单位均衡发展与重点发展相结合的保证。每所医院都应根据自身的条件和特点,有计划、有重点地发展一批优势学科,以增强医院的竞争优势,并带动其他学科共同发展,使医疗、预防、保健、教学、科研等各项工作协调发展。

全局性还体现在服从国家大局上。医院的发展不能照抄、照搬发达国家模式，不能脱离国情。不适当的超前消费只能使国家、集体、个人背上沉重的包袱。

2.长远性

医院战略管理着眼于未来，对较长时间内（5 年以上）医院如何生存和发展进行通盘筹划，以实现其较快发展。面对激烈复杂的医疗市场竞争环境，任何医院若没有超前的战略部署，其生存和发展必将受到影响。长远性也是战略的全局性特征在时间概念上的表现，它直接关系到医院的未来和发展。对未来的设想，重要的不是回答未来怎样，而是通过预测未来的变化趋势来制定现在的策略和措施。对于医院来说，在内部建设及外部环境预测等方面，必须要有长远的战略眼光，决不能急功近利，决不能搞短期行为，而要致力于实现医院的长期战略目标。

3.关键性

关键性又称重点针对性，是指那些对医院整体目标的实现起决定性作用的因素和环节。战略讲究的是环境的机会和威胁、自身的优势和劣势。实施战略管理，就是要抓住机会，创造相对优势，增强医院的竞争力。比如，全面质量管理就是一所医院工作的重中之重。好的医疗服务质量可以成为一所医院吸引患者的招牌，差的医疗质量可以成为阻碍患者前来就诊的主要因素。

4.权变性

权变性是指善于随机应变、适时调整、灵活机动的能力。任何医院在其发展过程中，必然要受到诸多方面因素的影响，并随内外环境的变化而变化。医院管理者应根据实际情况的变化，修正战略，调整计划，把战略贯彻于实际行动之中，以求不断适应未来的多变性。

战略管理本身就是一个动态的过程。由于医院战略具有长远性，必须经过一定时期的努力，才能实现医院的战略目标。同时，战略管理又有战略制定、战略实施、战略控制等不同阶段，其中每一阶段又包括若干步骤。因而，战略管理过程的各个阶段和步骤是不断循环和持续的，是一个连续不断的分析、规划与行动的过程，要求医院管理者开拓进取、求变创新，制定和实施适应性应变战略。

（二）医院战略管理的作用

1.促进医院快速顺利发展

制定医院发展战略规划，是一个调查研究及学习的过程。通过制定战略规划，可使医院领导者对医院当前和未来的发展环境、发展方向和经营能力有一个全面正确的认识，全面了解医院自身的优势与劣势，发展的机会与威胁，做到知己知彼，以采取相应策略，不失时机地把握机会，利用机会，扬长避短，使医院顺利快速发展。

2.提高医院经营的目的性

管理学中有一个共识：工作成绩＝目标×效率。有专家认为，“做对的事情”要比“把事情做好”更重要。因为“把事情做好”只是个效率问题，而一开始就设立正确的目标，“做对的事情”才是关键。战略管理中的战略规划，就像战争中的战略部署，在开展之前就基本决定了成败。有了战略规划，医院就有了发展的总纲和奋斗的目标，就可以优化资源配置，创造相对的优势，解决关键问题，以保证医院战略目标的实现。

3.增强医院的管理活力

医院实施战略管理，就可以围绕战略目标进行组织结构等方面的相应调整，理顺内部各种关系;还可以顺应外部环境的变化,审时度势,正确处理医院目标与国家有关政策,医疗市场需求、竞争与联合等一系列关系,降低医院经营风险,增强医院管理活力。

4.提高医院领导及员工的素质

实施战略管理,有助于医院领导者从琐碎的日常管理实务中摆脱出来,集中精力于医院环境分析,发现和解决那些有关医院前途命运的重大战略问题;有助于领导者总结自己的经营管理理念,使之上升到战略高度,并进一步指导实践;有助于领导者进行长远规划,树立战略思想和观念,用战略眼光将医院经营活动的视野放到全方位的未来发展和广阔的市场竞争中,获得更大的成功。对广大员工来说,可以通过战略管理培养他们通观全局的思维方式和价值观念,使之更关注医院的长期目标与自身发展的关系,以便有效地进行合作与配合。这对于面向21世纪的医院来说,是十分必要的。

5.激励全体医务人员和管理人员

战略管理可以使医院更加主动,而不是被动地塑造自己的未来。通过战略管理,医院可以掌握自己的命运,使医院内各级管理者都认识和理解战略管理的益处。

三、医院战略管理相关概念

医院战略管理可定义为:制定、实施和评价使医院能够达到其总体目标的措施和策略。医院战略管理是对医院长期性、全局性发展的目标、途径、手段的谋划或方案制定。医院战略管理的主要任务包括:提出医院的愿景和使命,凝聚人心,指明发展方向,确立医院基本发展态势和市场竞争的策略,制定医院职能战略,把长远、全局性的战略和目标落实到医院具体部门的日常工作中,在服务对象确立、诊疗技术选择、质量水平提升、服务特色塑造、人才队伍建设、信息技术支撑、财务资源支持等环节上建立具体行动方案、财务预算和工作程序。

战略管理的工作流程包括4个环节:第一步是战略分析,运用分析工具描述国家政治、经济、社会文化、技术方面的变革,以及医疗机构、医药企业等相关机构的竞争状况,为战略制定打基础;第二步,在战略分析的基础上,结合医院自身条件,选择合适的总体发展战略、竞争战略和职能战略;第三步,在战略指导下,整合组织、人力、财务、信息等资源,落实战略;第四步,战略控制与调整,在战略实施过程中监视战略是否偏离原定目标,是否遭遇了重大的环境变化而需要对原定战略进行调整。

战略管理涉及一系列名词术语。这里仅列出经常遇到的名词解释如下。

1.宗旨

宗旨又称使命,这是对医院存在的意义的一般描述,应与医院和主要利益相关者的价值观或期望相一致。

2.目的

目的是医院遵循自己的宗旨所要达到的长期的、特定的目标,它可以看作是医院活动在一定时期所要得到的结果。一般情况下,目的是定性描述。

3.目标

目标是对上述目的的进一步量化或更精确的描述,有时可能表明具体的完成时限。

4.行为/任务

行为/任务是实施战略的具体步骤,与具体经营问题及个人有关。

5.控制

控制是将实际战略实施成效与预定目标进行比较,检测两者的偏离程度,并采取有效措施进行纠正,以促使目标的实现。

四、促进战略成功的管理模式

战略是关于组织的整体运营。在一个组织中,基层人员在组织的各个部门工作,其日常工作主要与其职能、部门或项目小组相关。随着组织结构不断地向扁平化的方向发展,组织中各个业务部门管理者的努力、决策和偏好,对组织整体战略的成败有越来越重要的作用。作为医院的领导者,必须认真看待和思考这一变化趋势对于医院整体战略规划的影响,尤其要注重人员、信息、资金和技术这 4 类至关重要的资源管理,打破各个组织部门间狭隘的体制和程序束缚,使医院的各个部门能够不断开发新的资源和提高资源的利用效率,来适应不断变化的战略。

(一)人员管理

人是战略的核心,人们所掌握的知识和经验是促进战略成功的关键因素。因此,在医院领导者进行战略规划时,必须将组织中的人作为组织最重要的一类资源来对待。人力资源不仅要成为人力资源管理部门所关心的问题,同时也应是组织中各个层级的管理者所考虑的中心问题。

在进行人力资源管理时,通常有两种不同的方法,即人力资源管理的硬性方法(hard human resource approaches)和人力资源管理的软性方法(soft human resource approaches)。前者将人员视为一种资源,考虑组织如何运用其体制和程序来获得、使用、培养及留住人员以保持其战略优势。在这种方法下,组织的需要占主导地位。后者则更为关注人的行为(包括个人行为和集体行为),考虑文化如何成为促进战略成功或者阻碍战略成功的因素。组织的人力资源管理通常过分注重硬性方法而忽略了软性方法,会导致组织的战略发展或转变受到较大阻碍。因此,在医院领导者进行人力资源的战略管理时,务必要将硬性方法和软性方法有机结合起来,以确保人力资源的管理既能够满足组织的需要,维持组织在人力资源方面的优势,同时也给予员工的行为以充分的关注,构建起适应组织发展的文化。

(二)信息管理

在战略管理中,信息是一种重要的资源。没有物质,就什么也不存在;没有能量,就什么也不会发生;而没有信息,就什么东西也没有意义。随着科学技术的进步,信息技术也在发生着日新月异的变化。在当今充满竞争的市场上,信息管理成为有效提高一个组织竞争力的途径。从战略的角度来看,信息的处理能力能够在多大程度上帮助组织创造新的知识以及在组织内外有效分享知识,将成为组织在战略规划中必须认真考虑的问题。

作为医院的领导者,还应该从以下几个方面来理解信息在战略中的重要性。

1.提高管理能力

例如,医院在采用信息化电子病历后可以提高服务的质量和效率,并能够更快捷地搜集患者卫生需求的相关信息,以便于医院制定更加具有针对性的市场战略;医院库房采用信息化的库存管理系统，则能够制定更为科学的存货计划、采购计划，从而降低成本，为医院提供相应的战略竞争优势。

2.改善组织结构

随着信息技术的飞速发展，组织内部信息的交流将越来越快，医院的领导者针对战略问题可以与基层进行更多直接的沟通和互动，减少信息在不同层级传递过程中的损耗。这将有利于组织发展的“扁平化”，决策者也能够更好地利用信息为组织的未来发展作出合适的战略规划。

3.发掘市场机会

随着社会的发展，科技的进步，信息获取更加容易，信息的分析技术更加成熟，医院领导者在战略规划时有可能依据信息作出更佳的决策。例如，医院所在地域居民疾病发生的相关信息、药品零售机构药品的销售情况、高新诊疗技术的信息等，都能够帮助医院领导者对医疗市场进行分析，作出更加符合实际的战略规划。

（三）财务管理

资金与资金的管理方式是决定一个组织的战略能否成功的关键因素之一。对于资金的管理，医院的管理者主要应考虑3个方面的问题：①为提高资金的价值所进行的管理，无论是为股东、员工创造价值还是保证公共资金的最佳使用，都是管理者应该考虑的一个重要问题。②为医院的战略发展提供资金的支持，医院领导者在进行融资活动时特别要注意保证融资活动的性质与战略类型相适应，要关注业务成效和财务成效的平衡。③要照顾到各利益相关者的财务预期，不同的利益相关者对财务成效会有不同的预期，因此在设计不同的战略时，必须充分考虑到不同利益相关者的预期，制定适合的战略。

（四）技术管理

在科技发展迅猛的当代，首先要能够及时获得能给组织带来战略竞争优势的技术，其次要对技术进行适当的管理，使技术能够发挥出真正的作用，成为为组织带来优势的动力。医院要通过技术获得竞争优势，需要创造一个有利于发挥创造性的氛围，使技术的创新受到鼓励，且能广泛沟通和交流，形成学习型的组织文化。对医院的领导者来说，首先应该使医院拥有与其自身定位相适应的业务技术，其次要使各项业务技术之间相互配套，再次要使医院有重点、科室有特色、人有专长。

（五）资源整合

大部分组织的战略不仅要组织在每类资源领域具有相应的能力和优势，更重要的是要组织具备将上述的各类资源整合在一起的能力，这样才能使各类资源对组织战略的实施有更好的支撑。例如，医院对于人才的培养和引进、对于市场信息的调查和利用、对于高新设备技术的采购和使用、对于资金的投资规划等，看似是一个个不相关的相对独立的活动，但如果从医院的战略管理层面来看待，就必须对以上每项涉及资源管理的活动进行整合，只有将医院所拥有的各类资源和能力有效并快速地融合，才能真正从资源的管理上取得竞争的优势，才能确保各项资源为战略的实施提供最大的支持。

第二节 医院战略规划的制定

战略是对战争全局的筹划和谋略,而战略管理可以定义为:制定、实施和评价使组织能够达到其总体目标的措施和策略。其目的就是要为组织创造一种独特、有利的定位,成功地与其竞争对手进行竞争,满足顾客的需求,获得卓越的业绩,实现组织目标。医院战略是医院面对激烈变化的经营环境提出的严峻挑战,为求得长期生存和不断发展而进行的总体性谋划。这种谋划注重从全局的视野创造医院的未来。医院战略就是在对医院的内外部环境进行正确分析的基础上,认清医院现有的优势、劣势,面对的机会和风险,选择、确定医院的总体目标和实现目标的方针与策略。

一、医院竞争战略的内涵

波特竞争战略与医院战略管理所提出的竞争战略为理论界和企业界所熟知,它是由著名战略管理学家、美国哈佛商学院的迈克尔·波特教授提出的,即通常所称的通用竞争战略。波特提出的 3 种竞争战略分别是:低成本竞争战略、差异化战略和集中型战略。低成本竞争战略即指企业在提供相同的产品或服务时,其成本或费用明显低于行业平均水平或主要竞争对手的竞争战略。低成本战略的意义是通过成本优势使企业在相同的规模经济下取得更大的盈利,积累更多的发展基金,或在不利的经营环境中具有更强的生存能力。低成本优势的另一含义是这种优势的可持续性。差异化战略是指企业通过向用户提供与众不同的产品和服务取得竞争优势的竞争战略。这种战略要求企业在产品的设计、品牌设计、生产技术、顾客服务、销售渠道等方面,提供竞争对手不具备的、不同的产品和服务。这种战略要求企业在产品价格、成本等方面,不仅可以给企业带来高于同行竞争对手的利润率,同时,也避开了激烈的价格竞争。由于产品或服务的独特性,增加了对顾客的吸引力,减少了顾客对价格的敏感性。集中型战略是指企业的某一经营领域主攻某个狭窄的特殊顾客群,某一产品系列的一个细分范围或一个地区市场,在这个狭窄的领域内,实施低成本或实施差异化,或是两者兼而有之的竞争战略。

波特认为,企业只有在其经营领域内选择上述 3 种战略之一,企业才能发展,才能在竞争中获胜。而美国的另一位管理学者海尔(Hall)则认为波特实际上只是提出了两种战略,即低成本战略和差异化战略,而集中型战略不能作为一个独立的战略。事实上,集中型战略是差异化战略、低成本战略在一些局部领域的集中运用。市场竞争的历史经验和教训告诉我们,低成本战略和差异化战略对企业的生存和发展具有十分重要的意义。

从波特竞争战略中,我们可以发现其基本观点:企业战略的关键是确立竞争优势。如何确立和发展竞争优势,则要求管理者对 SWOT[即优势(strength)、劣势(weakness)、机会(opportunity)和威胁(threat)]进行组合分析,洞察环境变化的趋势,把握机会,规避风险,发挥优势,弥补劣势,将外部环境变化所出现的机会和企业本身优势之间形成交集,寻找未来最佳经营范畴。波特的 3 种基本竞争战略理论发展完备,广泛地应用于一般产业的分析中,为决策者进行产品定位、实现利润最大化和提高竞争地位提供了清晰的指导。波特竞争战略中的“企业”被定义为“相关经济活动的集合体”，因此，波特用于单个企业的竞争战略理论在某种程度上可以用来分析医院竞争战略的选择。

根据波特竞争战略，医院的竞争战略可以划分为低成本战略、差异化战略和专业化战略。不同类别、规模、资产性质的医院，要根据自己的目标市场定位，选择合适的竞争战略来经营自己的医疗业务。每个医院管理者必须把握多变的环境，根据自身的特点，确定战略目标和方向，构建和发挥自己的竞争优势。

二、医院战略的层次

医院战略有不同的层次，可分为总体战略、业务战略、职能战略。

总体战略是医院最高层次的战略。它根据医院的目标，选择医院的经营领域和发展方向。从医院的经营发展方向到医院各部门的协调，从医院有形资源的利用到医院价值观念、文化环境的建立等，都是医院总体战略的重要内容。从其形成的性质看，是关乎医院全局发展的整体性的、长期的战略行为；从参与战略形成的人员看，主要是医院的高层管理者；从对医院发展的影响看，与医院的可持续发展密切相关。

业务战略是医院各业务经营单位的战略。经营战略是在总体战略的指导下，具体科室的经营计划和方略。业务战略着眼于专业科室的局部战略问题，关系着某一具体的服务和市场，在一定程度上影响医院总体战略的实现。

职能战略是医院职能部门的战略。它是医院职能部门创建和有效运用研究开发、医疗服务、财务运营、人力资源等方面的机制和方略，以保证医院总体目标的实现。职能战略着眼于医院的经营目标，进行相关的策划，提出目标实现的具体措施和计划，促进和保证医院战略目标如期实现。

战略制定必须以更新经营理念为前提，医院宗旨的陈述是制定医院战略的基础和起点。医院宗旨要回答“医院为什么存在？”“医院要干什么？”的问题。医院宗旨是医院经营理念的集中体现。在社会主义市场经济体制下，医院经营理念主要包括以下 7 个全新观念。

(1)客户观念：随着医疗卫生市场激烈的竞争，医疗服务的买方市场逐步形成，患者对医疗服务的要求越来越高，选择医院的意识越来越强。因此，医院要树立患者第一的观念，一切以患者为中心。

(2)质量观念：树立质量是生命的服务观，实行全员质量管理。①医院文明建设与全优服务结合。②发展科学技术与提高医疗质量结合。③提高工作环节质量与医疗终末质量结合。④落实权责与激励结合。运用 PDCA[计算(plan)、实施(do)、检查(heck)、处理(act)]循环管理原则，以检查落实，增强全员质量责任意识。

(3)市场观念：市场观念是指医院管理者应具有强烈的市场意识，也就是按照市场需求即患者需要来调整医院服务活动的观念。

(4)竞争观念：对外，医院之间的竞争是各自实力的较量，是人才、技术、设备、质量的竞争，也是医院之间经营管理及对外适应能力等方面的竞争；对内，竞争是医院人事、分配机制产生活力的根源。

(5)开发观念:医院管理者应具有开拓创新和应变的经营观念,在人力资源、技术资源、管理资源及市场等方面进行开发。

(6)人才观念:医院管理者要具有研究人才成长、发现、选拔、合理使用和有效培养人才的观念,也就是研究智力投资或智力开发的观念。

(7)效益观念:医院管理者应具有以社会效益为首位,不断提高经济效益的观念,这是经营理念的核心观念。

三、制定医院战略的步骤

制定医院战略规划前,决策人必须明晰以下问题。

1.医疗市场容量与需求强度

这里面要知晓两大类问题:①医院所服务的人口规模、分布情况以及目标人群的变化趋势。未来5年,医院现有的服务人群是增加还是减少?特殊人群的服务需求有无变化?目标人群对医院的使用模式如何,是来看常见病,还是来看疑难杂症?某个服务项目将怎样影响医院的其他服务?某一项目的需求在多大程度上依赖保险覆盖情况?②医院在区域医疗市场上所占份额。竞争对手得到了多少市场份额?患者来自全国哪些地理区域?服务的主要对象是谁?哪些人群靠医院实现他们大部分的医护服务需求?服务区域人群的年龄分布情况以及经济状况的发展趋势。

要对患者的构成进行量化分析。例如,是什么使得患者到你的医院购买服务或寻求护理?为什么我们医院比其他医院对患者更有吸引力?除了医疗护理外,什么是吸引患者的增值服务?医院提供的服务是否有不完善的地方?来诊患者对医院的满意度是多少?患者满意的关键点在哪里?什么是提高顾客满意度的关键服务?哪些服务占有较大的市场份额?哪些市场份额较小?是否应考虑削减或停止不能对医院的使命、财务状况和效率做出贡献的服务?是否考虑不自己发展,而是购买医院有不足或弱项的医疗服务能力?

2.顾客/患者分析

医院还要制定适当的技术、临床服务模式。医院要了解,改变临床服务模式对服务的需求或利用的预测值会有怎样影响?改变技术对服务的需求或利用会有怎样影响?

(一)医院竞争环境分析

SWOT分析就是对医院的优势(S)与劣势(W),机会(O)与威胁(T)进行分析。在分析时要把所有的内部因素集中在一起,然后,用外部的力量对这些因素进行评估。SWOT分析通常有以下4个步骤。

(1)医院内部环境的分析,找出自身的优势和劣势:医院的优势是指在执行策略、完成计划以及达到确立的目标时可以利用的能力、资源以及独有的技能。医院的劣势是指执行策略、完成计划和达成确立目标时可以利用的能力、资源以及缺失的技能。影响这些优势、劣势的主要因素包括对市场的控制能力、核心优势、经济规模、成本、领导和管理能力、技术能力、专科特色、服务差别等。

(2)分析医院的外部环境,认识机遇与威胁:医院的机遇是在环境变化的趋势中,对医院的生存与发展有吸引力的、积极的、有促进作用的方面;医院的威胁是指在环境趋势中对医院的生存发展有不利、消极、抵抗作用的方面。优势与劣势，机会和威胁都是相对的、动态的，是在特定时间和特定区域内通过比较而识别的。

(3)组合医院的优势、劣势、机遇与威胁：①把识别出来的优势分成两组，一组与机遇有关，另一组与威胁有关。②把识别出来的所有劣势分成两组，一组与机遇有关，另一组与威胁有关；然后构建一个表格，每个单元占1/4。③把医院的优势与机遇、威胁的两组配对，也将劣势与机遇、威胁的两组配对，分别放在单元格内。

(4)制定不同的医院战略：①在某些领域内，医院可能面临来自竞争者的威胁；或者在变化的环境中，有不利的趋势；或者有些领域或趋势中，医院存在着某种劣势。医院的战略选择就是把这些劣势消除。②在某些领域内，医院可能面临一些机遇，或者在变化的环境中，有一种有利的趋势；在这些领域或趋势中，医院存在着某种优势。医院的战略选择就是要利用这些机遇形成自己的真正优势。③在某些领域中可能有潜在的机遇，但医院存在着某些劣势，医院的战略选择就是要把这些劣势加以改变，逐步形成自己的优势。④在某些领域中可能有潜在的威胁，但医院存在着某些优势。医院的战略选择就是将这些优势加以保持和发扬，并保持警惕，随时监控威胁的发生。

(二)提出战略备选方案

1.规模经营战略

规模经营在于成功地实现低成本扩张，抢占更多、更大的市场，拥有强大的市场竞争力，规模经营效益可以通过联合兼并、资产重组等方式形成医院或医疗集团，连锁经营和各种协作方式的松散型联合，其结果必然是拓展新的医疗市场，促进区域卫生资源的利用效益增加，发挥医院规模经营效益。规模经营机遇和风险并存。为防范扩张失败或背上沉重的包袱，规模效应要把握好扩张的方向和对象。①选准扩张的方向，实现跨越式发展，把眼光盯在中国加入WTO后的国内、国际医疗市场。②选准扩张的时机，从医院的内部优势分析中看出，医院的综合实力及经济基础已发展到一定阶段，完全具备扩张的实力。③选准扩张的对象，不能在一个狭小的区间选择规模小而无特色的医院，要在认真做市场调查的基础上考察拟并购的医院，分析扩张的可行性。④积极稳妥地实现低成本扩张，搞好产权制度、人事制度、分配制度等方面。

2.差异化经营战略

患者在医院不仅希望得到快速、安全、有效的治疗，也希望得到医务人员的关心和爱护。随着生活水平提高，还希望享受到方便、舒适的医疗服务。因此，服务质量和医疗质量是医院工作质量固有的、不可分割的两部分。医院应建立自己独特的服务战略。尤其在医疗技术专科特色、高服务质量和社区服务逐渐形成的今天，差异主要来源于资源和能力的差别，其中最主要的区别是组织资源、人力资源和无形资产。

3.品牌经营战略

采用品牌战略，就是要创造出医院特有的服务模式，既符合市场，又适合患者，这才能保证医院竞争力的持久发展。因为在消费市场中，品牌意识在患者头脑中越来越强，一旦患者在医院提供的医疗服务中形成“满意”的初印象，他往往会与医院建立起长久的良好医疗供需合作关系。医院的品牌，除了产品固有的技术含量、产品质量和价格三大要素外，还应有专家知名度、专科特色、高精尖仪器及技术水平等要素形成的无形资产，包括医院的社会信誉度高、专家知名度高、口碑好等。在医疗市场中，谁能够解决好患者的问题，有竞争优势的核心技术，谁就能够得到患者的信任，有了患者的信任，医院就有发展。没有学科优势，没有自己的特色和品牌的医院，在医疗市场中没有竞争力。一个品牌的形成往往需要相当长的时间才可以做到。对于一个医院来讲，形成品牌的道路只有一条，那就是依靠不断的创新，求助于高新科技，在创新中寻求空间，通过创新来树立医院的核心技术，树立医院品牌。

4.优质经营战略

患者选择医院将以医疗质量的高低为第一标准，面对社会日益增长的医疗需求和质量理念的产生，医疗质量管理必须与国际接轨，才能在入世后的医疗市场竞争中取胜。主要从以下3个方面着手：①重视质量管理国际标准。②重视生态文化在医院建设中的作用。③重视服务水平的提高。

5.特色经营战略

人无我有是独创技术，人有我优的是优势技术，人多我精的是特色技术。构成特色经营的就是这些技术，技术特色是形成有效竞争力的核心。实施特色经营的基础是“院有重点学科、科有专科特色、人有技术专长”。要发展技术特色靠技术创新，技术创新靠高素质人才，人才完成创新又需要设备、资金等工作条件。因此，特色经营战略强调的是特色与创新，实际反映的是医院的核心竞争力。创新的本质就是缔造第一，占领医疗市场。在进行充分的战略分析的基础上，可以提出医院的战略备选方案。提出战略选择方案时需要考虑的最基本问题是“哪一种战略方案最明智？”人们选择战略方案时往往考虑那些显而易见的战略，因此，在医院战略选择的过程中，可供选择的方案越多越好。

（三）评估战略备选方案

按战略分析的原则评估各备选方案，一般要抓住以下两个基本点：①要选择的方案是否发挥了医院的优势、克服了弱点、善用了机会，并将威胁削弱到最低程度。②战略方案是否可被接受，问题的关键是医院利益相关者能否接受这个战略方案。

（四）战略选择

在战略选择的基础上，由医院的决策者进行战略选择。选择的战略方案可能是一种具体的方式方法，也可能是各种具体方法间的一种组合。医院决策者和利益相关者的价值观和期望在很大程度上影响着战略选择。

（五）制定战略计划和政策

根据选择的战略方案，制定相应的政策、策略和战略实施计划。首先要确定目标和任务，确定战略实施的指导思想和原则，明确要做什么、在什么时间做、由谁去做、需要什么资源、资源如何分配。也就是说，要制定详尽的战略实施计划。战略计划的目标是使用正式的计划系统来实施医院战略，并将医院战略行为时间表化。一般有3种战略计划方法：①从上到下，计划主要从医院高层开始并控制。②从下到上，计划主要从医院各个部门开始，医院只是加以引导，说明其要求，医院高层最后判断各部门提交上来的计划是否可行。③综合开展，在医院高层和各部门间开展连续的讨论。

第三节　医院战略控制

控制(control),一般是指将反馈回来的实践结果与预定的目标(标准)进行比较,检测偏差程度,评价其是否符合原定目标(标准),发现问题,及时采取措施,予以纠正。一所医院对其战略活动的控制是一个调节过程,即通过保持医院系统稳定地运行,借以实现医院战略目标的不断调节过程。

一、医院战略控制的目的与任务

战略控制之所以必要,是因为在战略实施过程中会出现一些问题。例如,出现战略方案的局部或整体与内部条件不符的状况,这一般是由于战略方案制定不周全或环境发生与原来预测不同的变化而产生。因此,战略控制的目的主要有两个方面:①为了保证战略方案的正确实施。②为了检查、修订、优化原定战略方案。但是,要注意战略控制不是具体地去进行计划执行情况的检查与控制,它所关心的是以下一些主要问题:①现行战略实施的有效性。②制定战略方案前提(如战略环境及预测等)的可靠性。③早期发生战略方案修正的必要性和优化的可能性。④有无引起对战略方案与战略规划总体进行重新评价的必要性。

二、医院战略控制的程序

战略控制作为一个调节过程,一般有以下几个步骤。

(一)确定目标

医院管理部门在战略方案执行以前就要明确而具体地指出医院的战略总目标和阶段目标,并将此目标分解给下属各部门,使各部门既有一个确定的奋斗方向,又有一个阶段的分目标。

(二)确定衡量工作成果的标准

衡量标准或评价标准是工作成果的规范,是从一个完整的制定战略方案中所选出的对工作成果进行计量的一些关键点,它用来确定医院各级是否达到战略目标和怎样达到战略目标。

(三)建立报告和信息反馈等控制系统

报告和信息反馈系统是医院进行控制的中枢神经,是收集信息并发布指令所必需的,这对于大型和超大型医院意义则更为重要。没有一个报告和通信系统,医院就不可能获得进行分析与决策所需的充足而及时的信息。

(四)比较结果

比较结果是对收集到的信息资源与既定的医院评价标准和医院战略目标进行比较和评价,找出实际活动成效与评价标准的差距及其产生的原因。这是发现战略实施过程中是否存在问题和存在什么问题,以及为什么存在这些问题的重要过程。

(五)采取纠正措施

通过对结果的比较,如果达不到所期望的水平,医院则应采取纠正措施,纠正措施应视问题的性质和产生的原因而定，不一定是对问题所在部门采取责令其改变实施活动或行为，也可能是调整评价标准或医院目标以及该部门的分目标。

医院控制过程中，从着手纠正到完成纠正之间往往存在时间上的滞后性，一所医院的服务范围及人群越分散，跨地域服务越多，组织规模越大越复杂，这种时滞往往越长。

三、医院战略控制机制的选择

医院总体上正确地运用战略控制机制，可以使各部门在控制自己的战略决策时，从优先考虑本部门利益的排外立场上转变为积极寻求统一的医院总战略。控制的机制，主要是指控制所借以进行的手段及其耦合。医院的控制机制有 4 种类型。

（一）计划的控制机制

计划是医院对下属进行战略管理具有关键作用的控制机制，大多数医院都在战略方案的指导下制定实施计划。计划的控制机制是要在可行的范围内，使制定的计划能够将医院和它的业务分部门的目标具体化为指标或标准，例如在利润、支出和投资水平等方面的指标或标准。

从战略的角度评估一个计划，必须注意以下几个方面的问题：①计划是否与战略目标相一致，并为战略目标的实施服务。②计划是否与战略环境相符合。③计划是否与内部条件相协调。④从可获得的资源、业务单位的能力和价值的角度来看，计划内容是否恰当。⑤计划能否接受一定程度的风险，有无应变能力。⑥计划的时间期限是否恰当。⑦计划是否具有可操作性。⑧计划能否激发人们的积极性。

从医院管理的实践经验来看，计划中易犯的错误：①医院主要领导者过度依赖于计划提出者或委托单位。②管理者埋头于处理眼前事物和日常事务。③制定了一个起点不高的计划或难以实现的空洞计划。④没有使各级执行人员参与计划。⑤没有使计划成为评价绩效的标准。⑥执行过程中各相关部门各行其是，难以协调。⑦计划过于死板，缺乏应有的灵活性和回旋余地。⑧不能及时有效地检查计划的完成情况。

（二）数据资料的控制机制

数据资料的控制机制主要是通过负责收集和提供与医院发展战略有关数据资料的系统来进行战略控制。成功的关键在于信息及时、有效和准确。它主要包括信息系统、成果评价系统、资源分配程序、预算过程等。

（三）管理人员的控制机制

这是指通过对管理人员和职工提供帮助、强化协调等办法，使他们的愿望和自身利益的观念从对本部门的局部利益的要求转到关心医院总体发展战略活动上去。

这一机制成功的关键在于以下 3 个方面：①员工对医院战略的理解和支持。②正确地使用杰出的管理人才。③最大限度地调动职工的积极性。

（四）解决争议的控制机制

这一机制主要解决各部门在实行战略方案时所引起的争议。它是指：①决策责任的确定和调整。②建立争端解决程序。③必要时建立相应的协调机制，如协调委员会、特别工作组等。

为了防止争议的产生，医院还可采取避免争议的预先控制。也就是说，管理人员采用适当的手段，使不适当的争议行为没有产生的机会，从而达到不需进行控制的目的。具体做法有以下几种。

1.管理自动化

医院通过自动化手段来减少所需的控制，因为一些自动化手段能够按照医院的预期目标正确地工作，从而减少矛盾，保持工作的稳定性。

2.相对集中化

是指把权力集中于少数高层管理人员手里，减少了分层控制所造成的矛盾。

3.与外部组织共担风险

是指医院有些业务活动由共担风险的外部组织承担责任、负责控制，本医院或单位不需要再进行控制。

4.转移或放弃某种服务活动

是指把某些难以控制的业务活动，通过转让等办法，使其在本单位停止，以此来消除有关影响的控制活动。

医院战略规划的是医院的远景和任务。医院经营战略的核心是资源配置。通过筹划研究未来的资源配置及其与外部环境相互作用，指导和解决医院经营发展中的一切重要问题。利用它所面对的各种机会和回避它所受到的各种威胁，同时把医院内部的弱势转化为优势，这就需要医院建立战略管理系统。战略管理系统能够解决市场占有份额、市场的复杂性、固定资产规模、市场增加率、竞争程度和环境的变化程度。中国加入 WTO 后以及医疗市场的开放，国家鼓励更多私人和外商投资医院，市场竞争更为激烈。同时开放的经济要参与全球的竞争，必然会给医院造成复杂的经营环境，决策者不再具有关于环境因素的足够信息，难以预测外部环境的变化。这种环境的不确定性、复杂性和多变性也增加了医院进行决策的难度。一个科学、合理、实际操作性强的发展战略是在医院发展目标的指引下，结合对医院外部环境(机遇与风险)和医院内部情况(优势和劣势)的全面分析，得出如何实现医院目标的策略和方法。战略解决的是医院内部思想一致、步调一致的问题；思想一致，才能有目标一致和行为一致，才能减少内耗，减少运营成本，增加效益。

第三章　医院营销管理

当前我国医院的外部环境和医疗市场发生了巨大变化，医疗卫生服务的竞争、民营医院与外资医院的引入，居民对医疗卫生服务的需求激增与层次分化，使医院的运行与管理模式由传统的计划型转向市场主导型，医院市场营销在一定程度上决定着医院的生存和发展。只有通过有效的市场营销活动，才能使医院在竞争激烈的医疗市场中立于不败之地。当前，医院市场营销战略是医院面对激烈变化、严峻挑战的市场环境，寻求长期生存和稳定发展而进行的谋划和方略，是现代医院必须具备的重要职能。

第一节　医院营销概述

市场营销概念于18世纪至19世纪产生于西方发达国家。19世纪50年代，美国的国际收割机公司最早倡导市场营销，该公司在销售联合收割机的过程中，比较系统而规范地实施了市场调研、市场分析、市场定价、定价策略以及售后服务等措施。20世纪60年代，西方发达国家的服务业市场竞争相当激烈，由卖方市场转向买方市场，服务业不得不越来越重视市场营销，满足顾客需求，扩大市场份额，求得企业的生存与发展。

一、医院营销的内涵

（一）市场营销的定义

市场营销学权威，美国西北大学教授菲利普·科特勒博士认为：市场营销是为个人和集体通过创造、提供出售、交换产品和价值，以获得其所需所欲之物的一种社会和管理过程。美国市场营销协会（AMA）于1985年将市场营销定义为：市场营销是对思想、产品及劳务进行设计、定价、促销及分销的计划和实施的过程，以达到个人和组织的目标。

简单地说，市场营销就是在恰当的时间，恰当的地点，把恰当的产品以恰当的方式卖给恰当的人的过程。

（二）医院营销定义

医院营销就是将市场营销理念和方法运用于医院管理的实践中去，是医疗市场环境发生重大变化在医院管理中的体现。医院营销是指医院识别和定位目标服务人群，确定目标市场，以恰当的服务项目、价格、促销、渠道、过程，为其提供恰当的医疗服务，以满足人们健康需求的一种社会管理过程。医院营销是医疗卫生服务提供者与接受者心灵沟通的一种文化活动，以此建立相互依赖、互相满足的共赢关系。

医院营销是我国市场经济发展到较高阶段的产物，只有通过市场营销才能体现出医院的社会价值。可以说，医疗市场的竞争越是向深层次发展，医院所面临的环境就越复杂，医院营销的作用就越重要。

（三）医院营销的特性

1.品牌性

医院品牌是医院对公众最庄重、最神圣的承诺。确立医院品牌，有助于就医者对医疗服务特色的识别与建立，对外能提高就医者的忠诚度、知名度和医院的美誉度，对内能有效提高医院的核心竞争力。

2.差异性

医院营销的差异性要求医院进行合理的医疗市场细分和准确的市场定位。一般而言，医院拥有的资源、技术力量、人才队伍的不同，直接导致其提供的医疗服务的对象、范围有所差异。因此，医院要针对自己的服务群体，细分市场，利用自己专业技能优势，制定符合自身特性的营销策略。

3.全员性

传统观念认为，医院营销仅限于医院经营者或主管科室主任。但是，随着营销观念的逐渐深入，医院营销应提倡全员参与，应营造全员营销，人人都是营销员的氛围，实现内部营销和外部营销的有机结合。

4.价值性

创造服务对象的价值是医院营销的关键，科特勒在《国家营销》一书中曾阐述过：致力于自我营销的国家必将极大地增加世界经济的份额和他们所服务的世界。同样，在制定医院营销策略时不能只站在医院的角度去考虑，要采取换位思考法，多站在服务对象，即就医者的角度来思考。通过认知并回应不断变化的服务需求和价值，医院可持续为服务对象寻求和提供具有创新价值的服务。

5.文化性

随着科技创新、互联网的发展与普及，医院传统上具有的战略优势，如自然资源、规模经济、资金与技术优势，由于相互间的差距正在缩小而不再成为恒久的优势。同时，信息快捷导致的相互间模仿和借鉴的速度也越来越快，医院在价格、渠道及促销等营销操作层面上也难以建立长久的竞争优势。但是，医院文化可形成一种持久的竞争力。医院实施文化营销，可将自身的精神文化、制度文化、行为文化和物质文化与医院的品牌加以整合，通过营销活动有效传递给社会。

二、医院营销的意义

（一）营销有利于正确认识和分析医疗市场

一个地区的医疗资源相对有限，医院要求得生存和发展，必须认识市场、分析市场，找准自己的市场位置，采取灵活的手段去占领市场。医疗市场分析和定位是医院营销的第一步。

（二）医院营销有利于医院进行准确的市场定位

医院要找准市场定位，识别定位的可能的竞争优势，根据自己在市场中的位置，找到适销对路的营销方案，选择正确的营销战略，从而使医院按正确的方向发展，减少营销的负面冲击力。

（三）有利于树立医院品牌

医院营销最重要的是品牌营销。品牌是一个医院长期经营后形成的市场形象，必须得到不断的巩固和发展。通过各种形式宣传医院的技术和服务，巩固医院品牌，使老百姓信服这一品牌。

（四）促进医院经营观念的转变

在传统经营观念中，医院是一种社会公益事业，主要任务是治病救人，不应该进行营销活动。同时，由于行业的垄断性，医院甚至不用营销就可以占领市场。随着市场营销的引入，医院经营观念得到改变，将在以医疗技术与水平赢得市场的基础上，逐渐以品牌、服务质量等占据更多医疗市场份额。

（五）市场营销可以更好地促进医疗质量提高和服务态度改善

市场营销有 3 个前提条件：第一是较高的医疗质量作保证。一个医院的信誉主要来自高水平的医疗质量，为了赢得更多的患者，医院必须加强医疗质量管理，确保患者就医安全。第二是了解患者的担心，不断改进服务。第三是树立员工是医院宝贵资源的意识。在此引导下，医院的医疗质量得到提高，服务态度得到改善。

三、医院营销观念

（一）基本概念

我国医疗行业的市场机制引入相对较晚，市场营销观念在医疗领域尚未成型。但是，面对日益激烈的市场竞争，医院要实现各项目标，增强医院的竞争力，保持已有的医疗市场份额并扩大医疗市场的占有率，必然要求医院管理者要树立正确的营销观念。

营销观念亦称营销哲学，代表的是组织市场运作的哲学和理念，是组织经营战略的灵魂和核心，也是影响组织市场经营业绩的主要因素之一。医院营销观念是指医院在组织、策划医院营销活动时所依据的指导思想和行为准则。任何医院的营销管理都是在特定的思想或观念指导下进行。医院有什么样的营销观念，就会有什么样的营销行为。确立正确的营销管理哲学，对医院营销的成败具有决定性的意义。

在医院管理中，存在一些对医院营销的错误认识。有的管理者认为医疗行业不需要营销，医院营销是浪费钱财，患者选择医院只取决于医院的技术实力和专家队伍；有的则认为医院营销只需要广告宣传，是医院相关科室的任务。事实上，在竞争日益激烈的医疗市场中，医院应该通过一定的方式让公众了解医院，了解医院的技术水平和服务质量；广告宣传固然是医院营销的手段，但如何采取合适的营销策略，如何提高医院在公众中的形象应建立恰当的医院营销体系，不只限于与医院营销相关的部门，需要全员参与。

（二）医院营销观念的演进

结合企业市场营销的发展和医院营销的实践，一般认为医院营销观念可分为两大阶段，即传统医院营销观念阶段和现代医院营销观念阶段。

1.传统医院营销观念阶段

这是一种以医院为导向的营销观念，主要包括3种观念：生产观念、生产品观念、推销观念。

(1)生产观念：是20世纪初美国企业普遍奉行的营销观念，是一种最古老的营销观念，其实质是一种重生产、轻营销的观念，这种观念适用于卖方市场情况下。其主要思想为：患者喜欢选择物美价廉产品进行消费，因此医院的核心任务是重视医院的外延发展，追求医院规模服务质量，降低成本，提高服务能力。在此观念影响下，医院普遍采取的营销手段是增加医院床位数、增加医疗项目。

(2)产品观念：同样是一种发生在卖方市场的营销观念。其核心思想是：患者对产品的选择标准发生变化，倾向于那些质量高、功能多的特色产品。对此，医疗服务行业将其重心集中于提高医疗服务质量，将质量视为医院的生命线，实施全面质量管理；同时改进医疗产品。但从本质上来说，产品观念是一种重质量、轻营销的观念。

(3)推销观念：这是一种由卖方市场过渡到买方市场时期的以推销为中心的营销思想。在这一阶段，许多医院开始进行医疗服务项目的推销活动。其主要做法是利用广告宣传，把医院现有的技术、医疗设备、服务项目等推销出去。

尽管传统医院营销观念经历了从卖方市场到买方市场的转折，体现了营销哲学的进步，但归根结底是一种以医院为导向、以医疗为导向的指导思想，它忽视了患者的需求。

2.现代医院营销观念阶段

在这一阶段，医院营销经历了从医院导向到患者导向的重大转变。主要包括市场营销观念和社会营销观念阶段。

(1)市场营销观念：它是以患者为中心的营销观念，医院贯彻“以患者为中心”的原则。医院的一切活动都是围绕满足服务对象的需求来进行，从而真正建立面向市场的医院。但是，到了20世纪70年代，市场营销观念在西方发达国家受到了指责，一些学者认为过分强调市场营销观念会导致一些不良后果，如对社会效益和长远利益的忽视。提出医院营销时不仅要考虑服务对象的需求，而且要考虑整个社会的长远利益。

(2)社会营销观念：该观念认为医院在确定营销目标时，不仅要认真研究目标市场的需求、欲望和利益，同时还要重视服务对象的长远利益和社会利益，比竞争者更有效地使服务对象满意，即协调和平衡服务对象的需求、医院效益和社会利益之间的关系。

(三)现代医院的营销观念

1.患者需求观念

市场的核心是患者，医院要树立患者需求的观念，把医疗服务对象的需求视为医院营销的出发点和归宿。医院营销要始终围绕“患者满意”这一中心而展开，认识到医院生存与发展依赖于为服务对象提供满意的医疗服务，医院要最大限度地满足服务对象的需求，包括医疗技术的需求和医疗服务过程的需求。

2.市场竞争观念

市场竞争观念强调在市场营销中，应比竞争对手更有效、更有利地传送目标市场所期望满足的东西。具体到医院营销中，首先要树立合法竞争、主动竞争的观念。通过竞争，降低医院的营销成本，改善医院的医疗服务质量，实现各种医疗服务资源的最佳配置。当前，医院的竞争可以说涉及医院的各个方面，包括人才竞争、管理竞争、技术竞争、设备竞争、服务竞争、环境竞争以及文化竞争等。可以说竞争无时不有，无处不在。

3.社会需求、效益营销观念

医院社会营销观念强调协调和平衡医院经济效益和社会利益之间的关系，实现以社会效益来带动经济效益的目的。在社会主义市场经济体制下，医院要参与竞争，提高效益，必须树立效益营销观念。效益营销要求医院在开展市场营销活动中，要不断降低成本，节约费用，以尽可能少的人力、物力、财力消耗，取得尽可能好的社会效益与经济效益。

4.信息观念

21 世纪是信息时代，信息是医院的重要资源。医院的市场信息不仅是医院开展营销的必要条件，而且是医院进行重大决策的依据。准确及时的信息有助于医院把握市场动态，走在市场前列，从而占据优势。

5.人才观念

人才是医院营销活动的基本因素。随着医疗市场竞争的加剧，医院不断地挖掘其所能获得的资源作为竞争优势的来源。资金、设备等资源越来越快地为竞争对手所模仿，成为竞争优势的可能性越来越小。而拥有的人力资本，蕴含在员工中的知识和能力以及员工之间的关系，因有很强的背景依赖性和路径依赖性，难以为竞争对手模仿，因此成为医院的核心竞争力。

6.战略观念

医院为适应外部环境的变化，使之能长期、稳定地健康发展，实现既定的战略目标，应以预测和分析未来的竞争环境为基石，展开一系列事关医院全局的战略性谋划与活动。战略观念就是全局的、长远发展的观念。医院应用战略管理的思想和方法对医院的营销活动进行管理。

7.质量营销观念

医疗质量是医院的生命线。医院的医疗质量是患者选择医院的重要因素之一。重视医疗质量不仅是出于维护患者的合法权益，更重要的是医院的医疗质量高低直接影响到医院营销的成败。在医疗市场的竞争中，医院营销必须以质取胜，这是医院营销的特殊性所决定的。

8.全员营销观念

医院的医疗服务具有一个重要的特征，即连续性。在医院诊疗过程中，每一个环节对保证医疗服务的最终质量都起着不可替代的作用，医院营销策略的实施要靠每一个员工来实现，所有员工都是医院营销的主体。通过全员营销，实现医院营销目标和保证营销质量。

9.创新营销观念

现代社会处在不断创新与变革的时代，市场的风险与不确定性、环境变化、患者群的改变等，应纳入营销策略。医院在市场营销活动中，要能够根据环境的变化和患者的需求，不断调整和改变营销思想、营销内容以及营销方法，善于整合新的医疗服务，通过创新来扩大医疗市场份额，从而提高医院的竞争力。可以说，创新是医院市场营销的灵魂，能给医院带来无穷的生命力。

10.品牌营销观念

品牌是产品和服务在消费者心目中的形象，是医疗市场竞争力的象征，是赢得消费者的法宝。医院品牌的好坏对于患者就医具有很强的引导力。好的品牌不仅为患者提供质量的保证，而且还体现了承诺、优质、文化等内涵。因此，医院在市场营销活动中必须具有品牌营销的观念，有不断地打造完美品牌的意识，这样才能使医院在服务对象的心目中保持持久的知名度和美誉度。

11.整合营销观念

整合营销是把医院的一切传播活动，如广告、新闻、公关、形象策划、品牌推广等所有的营销活动进行一体化的整合，让公众从不同的信息渠道获得一致的医院信息，从而使他们对医院有最大限度的认知。整合营销是一种双向沟通的过程。通过整合营销，既对受众产生最大影响效果，提高公众对医院的忠诚度，又能降低个别营销的成本。

（四）医院营销观念的未来趋势

1.关系营销观念

传统的市场营销理念基本上是交易市场营销的观念，关系营销的提出是全球市场竞争激化的结果，它是为了建立、发展、保持长期的、成功的交易关系，所进行的所有市场营销活动。它从20世纪80年代起，在美国理论界开始逐渐受到重视。关系营销认为，竞争双方既对抗又互利合作。医疗活动中会产生各种各样的关系，如医生与服务对象的关系，医院与政府部门、社区公众、供应商、竞争者以及大众传媒等的关系。医院应通过建立良好的关系，来增进相互间的感情，从而有利于市场营销活动的开展。

2.网络营销

新经济时代以互联网技术为基础的高新技术与市场营销资源融合在一起。菲利普·科特勒认为，未来市场电话销售和计算机采购将逐步取代或补充推销员销售。在信息社会发展的催化与影响下，新的市场营销模式——网络营销产生。网络营销又称为虚拟市场营销，营销人员的作用是要借助互联网等各种信息系统，为客户提供各种解决问题的方案，而不是简单地劝诱患者或向患者推销医疗服务。

第二节　医疗服务与医疗市场

一、卫生服务的要素

一般而言，一个完整的卫生服务项目包括3个层次：核心层、感知层和扩增层。它们共同构成卫生服务产品整体概念。

（一）核心服务

核心服务（core product）是医疗服务中最核心和最基本层次的服务，它是指医疗服务给患者提供的基本效用和利益，是患者需求的中心内容。患者购买某种医疗服务的出发点，是为了满足某种特定的需求，包括诊治疾病、改善功能、疗养调节、健康咨询和健康检查等。医院提供医疗服务的最终效用是使患者身体康复、疾病治愈、功能改善等。

（二）感知服务

感知服务（有形产品，tangible product）是指医疗服务以某种可感知的形式提供给患者，这些可感知的形式包括医生、护士提供的诊疗活动以及为了患者能够获得核心服务而提供的便利服务。其中，诊疗活动是医疗服务基本效用得以实现的具体形式和途径，也是满足患者利益或需求的关键。诊疗服务体现了医院的核心竞争力，它受人员、医疗服务流程、技术与设备、质量、价格、品牌等方面的影响。

（三）扩增服务

扩增服务（引申产品，augmented product）即医院向患者提供的超出正常诊疗服务以外的额外服务和利益。其作用不是为了便利核心服务的使用，而是增加服务的价值或者为了区分自己和其他竞争者提供的服务。比如，某营利性医院向患者提供宽容的付款安排，提供优质人性的服务，即为扩增服务。

二、医疗服务的特性

医疗服务是指医疗机构提供给市场的，用于满足人们医疗保健需求的，以服务形式存在的消费品。它既有一般服务业的特性，又有医疗行业的特性。

（一）医疗服务的一般服务业特征

1.无形性

医疗服务在本质上是一种行动过程的表现，在很大程度上是抽象的，呈现无形性特征。它决定了医疗服务不能储存，难以用专利等手段加以保护、易被模仿、患者购买医疗服务的高风险感等。

2.变异性

医疗服务在很大程度上又是非标准化和高度变异的。医疗服务与有形产品不同，它是由医院员工提供，同时有患者积极参与的服务活动，很难确保医疗服务质量的一致性。医疗服务的质量与效果与很多服务提供者不能完全控制的因素相关，包括医务人员的原因（如服务技能、心理状态、责任心、努力程度等），患者的原因（知识水平、经济水平、个人体质、对医疗方案的依从性等），以及内外等其他环境的因素。由于这些复杂因素的共同作用，服务提供者无法确知为患者提供的医疗服务能否达到既定的效果。

3.不可分割性

典型的医疗服务提供和消费过程总是同时进行的，并有患者参与这一过程。一般情况下，医疗服务的提供与消费具有时间和空间的高度同一性，且绝大多数是医生面对面地为患者提供医疗服务，医患双方共同参与完成医疗的服务过程。服务的同一性决定了患者在医疗服务过程和医疗服务质量评价中的重要作用。

4.不可贮存性

医疗服务具有“随供即逝”的特点，供给过程也即是消费过程。由于医疗服务具有不可贮存性，使得医疗服务难以像制造业那样有产品库存来平衡供求矛盾。医院需要通过服务时间的调整和对服务的供求的调节，来克服不能用储存方式平衡供求矛盾的困难。

(二)医疗服务的特殊性

1.医疗服务的伦理性和公益性

医院的医疗服务应使社会效益与经济效益有机统一,必须坚持医院服务的伦理性、公益性,不断增强医院实力,提高服务水平与效果。

2.医疗消费的或然性

医疗服务的对象是人,由于人的机体复杂、疾病的种类和病因繁多、病情多变,使患者发病就诊的时间、地点、数量难以准确的预料。同样的疾病、创伤,在不同的医院诊治,诊治的方式和诊治的结果也不一定相同。因此,医疗服务随机性大,医疗消费具有或然性。

3.医疗服务的信息不对称性

在医疗卫生服务过程中,医患双方的信息不对称以及患者对医疗知识的匮乏,使一般患者缺乏对医疗服务的质量和数量进行判断的知识和能力,缺乏对提供的医疗服务的质与量是否符合病情需要的准确信息。医生具有明显的信息优势,这在很大程度上主导患者的消费决策,因而有可能诱导患者过度消费。

4.垄断性

医疗行业有严格的准入制度,医院的医疗服务差异性也较高,使一些医院提供的医疗服务具有不可替代性,具有较强的市场势力。此外,医疗服务具有较强的区域性,患者一般愿意就近就医。因此,医院的医疗服务容易在一定区域内形成垄断。

5.高风险性

医疗服务行为具有比其他服务行业更多的不确定因素,每一项不确定因素均可能成为医疗风险的一个成因。因此,医院应该有应对医疗服务高风险的管理措施。

6.医疗服务的时效性与整体性

医疗服务对时间有高度的要求,时间就是生命。医疗服务必须满足相应的服务半径需求。患者就诊后,在门诊、急诊、住院、会诊、转院、出院等过程中,应享受到便捷、连续性的医疗服务。

(三)医疗服务的其他特征

医疗服务的其他特征还包括医疗服务的科学性、医患关系的特殊性以及医疗服务的高度专业化的特性(人力密集、知识密集、资讯密集、资本密集)等。

三、医疗市场的特性

市场是一个由提供商品或服务的卖方与买方所组成的网络,构成一个市场的关键因素有卖方、买方与商品(服务)。医疗市场是由医疗服务的供方(医生或医疗保健机构)与需方(患者或被服务者)所共同构成的医疗服务网络。在医疗市场中,主要有 3 个因素,即医疗服务、医疗服务的供方与医疗服务的需方。

医疗市场具有一般市场的基本特征。首先,从市场构成的要素看,医疗市场具有一般商品市场的重大要素。其次,从市场机制的作用看,医疗市场受一般商品市场的价格机制、竞争机制与供求机制的影响。

(一)医疗服务市场是不完全的市场

卫生服务直接关系到广大群众的身心健康和民族的兴衰及国家的发展,因此不能完全将其推向市场。国家对卫生服务的价格调控、对卫生资源的配置还起着非常重要的作用。所以医疗市场是一个不完全的市场。

(二)医疗服务市场是卖方市场

医疗服务的消费过程中,由于患者缺乏医学知识而使医患间信息不对称,患者主权不充分,因此在卫生服务市场中,医患之间不存在平等的交换关系。医生具有两权合一性(指医疗服务供给权和消费代理权均属于医生)。这种需求者的被动性和供给者的主动性、决定性,使得医疗市场中的信息不对称表现尤为突出。

(三)医疗市场是非开放的市场

与完全竞争的市场不同,进入医疗服务市场存在准入障碍,常常会受到各种条件的限制和制约。医疗服务的供方必须严格符合资金、技术、许可证和其他准入医疗市场的条件。医疗市场的供方在硬件和软件上存在严格的准入限制。

(四)医疗机构的市场地位通常具有较强的区域性

患者一般愿意就近就医,因此可能导致医疗机构在一定区域内获得垄断性市场势力。

(五)垄断性

医疗服务市场易被具有行医资格的个人或机构垄断。由于存在供方垄断,供方有一定的控制价格和控制产量的能力。

(六)第三方付费

由于医疗服务与健康状况之间的关系及医疗服务的特殊性,在医疗市场中出现了第三方,即医疗费用的支付方,通常为医疗保险公司或相关政府机构。

(七)医疗市场缺乏需求弹性

生老病死乃自然规律,医疗需求呈现刚性特征。医疗价格的上涨不会大幅度地减少医疗需求;反之,医疗价格的降低也不能大幅增加医疗需求的总量。可见,医疗服务市场是缺乏需求弹性的市场。

(八)医疗市场的其他特性

医疗市场的患者不够成熟,医疗服务的生产和消费在时间、空间上具有同一性。

第三节 医院营销环境分析

医院同一般的组织一样,总是生存于一定的市场营销环境之中,医院的营销活动不可能脱离周围的环境而独立地进行。环境是医院不可控制的因素,医院的营销活动要随着营销环境的变化而变化。

一、医院营销环境的定义

医院市场营销环境是指作用于医院营销活动的一切外界不可控制的因素和力量的总和。这些因素和力量是与医院营销活动有关的、影响医院生存和发展的外部条件。医院营销者的主要职责是在环境变化中，辨别具有历史意义的变化趋势。

医院的营销计划及其实施方案必须适应外部环境，只有准确地了解一定时期党和国家的方针政策、经济建设的重点、经济增长指标及科学技术发展情况，医疗消费需求的变化以及中间商、供应商、竞争对手等的情况，才能制定出正确的营销策略，才能出奇制胜，有效地实现医院既定的市场营销目标。

医院市场营销环境包括宏观环境和微观环境。宏观环境也称间接营销环境，是指影响微观环境的一系列的社会力量，主要包括人口环境、经济环境、自然环境、技术环境、政治与法律环境、人文环境等；微观环境也称直接营销环境，是指与医院紧密相连、直接影响医院营销能力的各种环境，包括医院结构、供应商、医疗服务使用者、竞争者与竞争策略、公众与媒体等。

微观环境直接影响与制约着医院的营销活动，多半与医院有着或多或少的经济联系；宏观环境一般以微观环境为媒介去影响和制约医院的营销活动，在特定场合，也可直接影响医院的营销活动。医院进入市场之前必须认真分析市场环境。这样才能知道患者对医院服务有什么需求，需求量是多少，医院可提供什么服务，何时提供，作为医疗患者可以负担的价格是多少等相关情况；才可以有针对性地购置设备，引进人才，开展医疗技术新项目，并制定可行的服务措施，以提供满足患者需求的医疗服务；才有可能获得理想的社会效益和经济效益，从而使医院充满生机与活力，并保持长久的生命力。在医疗市场竞争十分激烈的情况下，只有对市场营销环境有了充分认识的医院，才能有效地利用客观环境给医院带来的机会，同时又能避开不利因素的影响和威胁。所以，医院对市场环境的认识程度，也是医院的成功之道。

二、医院营销的宏观环境

(一)经济环境

经济环境是影响消费者购买力和消费方式的因素，主要是分析医疗市场所处区域经济发展阶段、经济特征、经济规模。影响医院营销决策的最直接的因素是社会购买力，影响购买力水平的主要因素有收入、价格、储蓄以及信贷等。我国当前的经济发展水平和人均收入影响着消费与储蓄消费水平以及消费支出模式。随着中国经济环境的改善，对医疗服务的质量、个性化和专业化服务的要求越来越高。

(二)政治、法律环境

在一个特定的社会中，政治环境影响着医疗服务市场的发展，如医疗纠纷的处理，从业人员准入制度等。政治、法律环境主要体现在对医疗市场中各个环节的各项政策、法律法规的不断完善，政府的监管力度。随着医疗市场的进一步规范化，政治、法律对医疗市场的影响将进一步加大。

(三)人口环境

人口是构成市场的基本要素，人口的数量和购买力决定了市场的规模。人口环境包括人口的数量、自然构成、增长速度、地区分布、年龄结构、教育程度、职业、民族与宗教等。这些因素都会从不同角度影响医院的营销。医院在开展市场营销活动时，必须考虑人口因素来确定医疗服务的重点与方式。

（四）技术环境

随着现代科学的发展，越来越多的高科技设备和医疗技术应运而生，对疾病的诊断和治疗起到极大的作用。医疗手段日新月异，医疗方式不断演化，信息技术和网络技术的出现，使远程医疗和网络医学的发展成为可能。医疗机构应及时更新医疗技术，针对人们生活方式的改变增加服务的广度、深度，并在宣传上适应高科学技术的发展。

三、医院营销的微观环境

（一）医院内部环境

医院营销的内部环境应考虑：①基础设施，包括医院的占地面积、建筑面积、病床编制数、每床平均建筑面积、医院总人数及结构、科室设置情况、隶属关系、管理体制等。②医技水平，能够开展的医疗技术项目、重点专科情况等。③适宜的医疗设备。④资金情况，指医院的经济收入情况，收入与支出是否保持平衡，上级财政是否拨款等。⑤人力资源，主要包括各类专业技术人员、管理人员、工程技术人员等的数量、构成、比例，医疗护理技术人员与非医疗护理技术人员的比例，高级人才与中初级人才的比例与结构，整个人才队伍的作用发挥和薪酬分配等方面的情况。

（二）医院结构

在医院营销过程中，应考虑的是与营销有关的各个职能部门的统一性及协调性。医院高层领导的营销工作是要建立医院的长远目标，制定医院的总体战略；医院营销部门负责人（营销主管）的工作则是在院长制定的战略规划指导下制定营销计划。

营销计划的制定过程必须有相关各部门的负责人参与，在计划实施过程中要得到相关各部门的配合执行和及时反馈。各部门在营销活动中的侧重点有所差异，但是在营销观念指导下，这些职能部门都必须考虑到患者的利益，协调一致创造出超价值的服务和良好的患者满意度，实施及贯彻“价值＝价格＋满意度”定律。

（三）供应商

医院的供应商包括制药厂、医疗器械厂、医疗设备厂、诊断试剂厂、医用耗材厂等。在整个医疗服务价值链中，供应商所提供的资源对医院的医疗技术水平和服务质量有着非常大的影响。由于供应状况对营销活动影响巨大，医院营销主管必须与相关职能部门（如药剂科、器械科等）配合，密切监视及做好供应链管理。

（四）医疗服务消费者

医疗服务消费者市场可以分为4类：①自费患者市场，由个人和家庭成员组成。②团体消费者市场，如医疗保险公司的病源、集团公司的员工等。③行政性消费市场，如出国体检，高校入学体检等强制性医疗服务。④国际市场，包括那些已经在中国生活、工作、旅游的国际人士和国外潜在的患者。

（五）竞争者与竞争策略

在医疗市场中，有着各种不同类型的医院，任何一家医院只能占有一定的市场份额。医院若想成功，就得为医疗服务需求者提供比其他竞争者更好的服务，创造更大的价值和更高的满意度，才能扩大自己的市场份额。

没有任何一种竞争策略对所有医院来说都是最好的，医院应该利用本院的核心竞争力，充分发挥自身竞争优势，采取差异化营销的策略，才能在竞争中立于不败之地。不同级别的医院，其竞争策略应该不同，大医院的策略不一定适用于小医院，反之亦然。

（六）公众与媒体

医院的营销环境也包括公众与大众传媒，主要指新闻媒介、融资公众、政府公众和社区公众等。医院营销者不仅要考虑医院患者，考虑竞争对手，同时还必须考虑公众的认可度和媒体、政府的支持等。医院营销可以针对其主要服务对象制定公关计划并加以实施，公关计划是强化医院品牌的有力武器。

四、医院营销环境分析

对营销环境的分析实质上是对医院营销机会与威胁的分析。营销环境为所有的竞争者提供均等的机会，医院如何利用营销环境和及时抓住机会，避免环境威胁或把环境威胁转化为新的营销机会是营销决策的关键。

医院营销环境分析的工具之一是SWOT分析。

医院营销环境分析有助于医院对提供的医疗服务项目进行合适的定位，发挥自己的特长专业，并能从各方面完善和修正自己，在社会上树立起良好的品牌形象赢得就医者的信赖，吸引更多的就医者，提升自己的竞争能力。

分析医院营销环境是制定医院长期战略和营销规划的前提。“知彼知己，百战不殆”。医院处在竞争日趋激烈的医疗市场中，必须了解内外部环境，准确了解一定时期党和国家的方针政策及经济发展情况，医疗消费者的需求情况和购买力以及竞争对手的情况和自身的特点，才能决定医院计划在医疗市场中占有的份额，并据此有针对性地规划医院规模、引进人才、购买设备等。只有和营销环境相适应，才能既避免资源浪费，又不会造成医疗供给的不足，达到理想的社会效益和经济效益。

第四节　医院营销战略

医院总体战略是医院最高层次的战略。它需要依据医院的使命，选择医院参与竞争的医疗业务领域，合理配置医院资源，使各项经营业务相互支持、相互协调，总体战略是由医院高层管理人员负责制定、落实的基本战略。在医院总体战略下，又可划分为医院部门战略、医院各职能战略、医院部门各职能战略，它们共同促进医院战略的实施和战略目标的实现。

一、市场营销战略

市场营销战略是医院总体战略的一个职能战略，是医院总体战略的组成部分，服务于医院总体战略，应与医院总体战略保持一致。医院市场营销战略应根据医院总体战略的要求和规范，制定医院市场营销的目标、途径和手段，并通过市场营销目标的实现，支持和服务于医院总体战略。

二、医疗市场细分和定位战略

20 世纪 90 年代国际营销学大师，享有营销学之父美称的美国西北大学教授菲利浦·科特勒提出 STP 营销战略。STP 即市场细分(segmenting)、选择目标市场(targeting)和产品定位(positioning)，STP 法则是整个营销建设的基础。市场细分和目标市场确定是 STP 营销战略的两个密切相关的要素。

(一)医疗市场调查

市场调查是医院市场营销的第一步。医院的全面市场调查要回答的是市场的基础问题，即要对市场进行全面、准确地了解，据此制定正确的医院发展战略，更好地、更有针对性地为患者服务。

医院的全面性市场调查应了解整体医疗市场的状况、现状和特点，潜在市场，患者的文化因素、社会因素、个人因素和心理因素的特点，竞争对手的状况。具体包括医院的市场地理范围、辐射范围；市场人口状况、特点，家庭情况；医院收入、支出情况，卫生支出情况，医药费用支出情况，未来预期支出情况；主要疾病谱、疾病构成；就医习惯，以往就医经历等。

(二)医疗市场细分

1.医疗市场细分概念

市场细分又称市场细分化、市场分割或市场区隔。最初是由美国的市场学家温德尔·斯密于 1956 年提出的，是增加公司营销精确性的一种策略。

任何医疗服务产品都只能满足一部分消费群体(患者群)的医疗消费需求，即每一种医疗服务的市场是有针对性的。受医院自身条件的限制，医院只有在对消费群体(患者群)进行细分的基础上，才能找到适合本院特色的服务对象，才能满足消费者(患者)的需求。市场细分就是经营者选择目标市场的前提和基础。

医院市场细分是指根据医疗市场中不同消费者(患者)的需求特点、消费行为和消费习惯等不同特征，按一定的标准，把市场分割为具有类似的若干不同的消费群体(患者群)。其中，每一个消费群体就是一个子市场，或称为一个细分市场，每一个细分市场都是由有类似需求倾向的消费者构成，实际上是一种求大同存小异的市场分类方法。它不是对医疗服务产品进行分类，而是对需求各异的消费者(患者)进行分类。

2.医疗市场细分依据

市场细分的依据是客观存在的需求差异性。常见的影响医院患者需求的因素可以概括为地理、年龄、性别、消费水平和疾病状况等。医院在市场细分时，可以使用一种分类依据细分市场，也可以使用两种或两种以上的分类依据综合地、系列地细分市场。在理性和合理地分析判断基础上，决定选择最有利于本医院的细分市场作为服务对象。

(1)按地理细分市场：它是指医院根据患者所在的地理位置、交通线路等因素来细分市场，然后选择其中一个或几个市场作为目标市场。医疗单位的市场地位通常具有较强的区域性，即患者一般愿意就近就医，因此可能导致医疗单位在一定区域内获得垄断性市场势力。因此，医院进行市场细分时要认真考虑附近区域内同等实力或服务领域的竞争对手状况。

(2)按患者年龄、性别细分市场：按患者年龄，医疗市场可细分为老年人市场、儿童市场、青壮年执业人群市场等；按患者性别，可细分为女性市场、男性市场等。

(3)按消费水平细分市场：根据患者的消费水平，可把市场细分为高端医疗市场和基本医疗服务市场。

(4)按购买行为细分市场：它是指以患者对医疗服务产品的认识态度和利用情况等为依据来划分市场。例如，根据患者对医疗服务产品需要和利用动机加以区别，医院可将患者按不同就诊目的细分为体检市场、美容市场、预防市场、医疗市场等。

(5)按疾病状况细分市场：根据患者所患疾病的种类，可对医疗市场进行细分，如患胸科疾病的患者市场、患肝胆疾病的患者市场、患精神疾病的患者群等。按疾病状况细分市场，可按所患疾病的系统细分，也可按是否患某种疾病进行细分。

一个理想的细分化市场，是由一系列因素交叉组合而成的，只要其中一个因素变动，就会形成一个新的细分市场。医疗市场细分化的标准和标志是多种多样的，不同层次的医院应根据自身的具体条件，结合客观实际，运用不同的标准和标志，对医疗市场进行细分化。

3.目标市场的选择

(1)目标市场选择策略：在细分市场的基础上来确定目标市场，必须考虑两方面的问题：①考虑要进入的服务领域。②考虑要进入的市场领域。一般来说，医院选择目标市场有 3 种模式。

第一，完全覆盖市场策略，也称为全方位进入，这种策略是指医疗机构把整体医疗市场作为医疗服务的目标市场，针对整个医疗市场患者的共同需要，制定相应的整体医疗服务项目，力图满足所有患者对医疗服务的需求，吸引所有的医疗消费者。一般来说，医疗资源供应紧张、医疗需求者因条件的限制无法选择的情况下，采取整体性综合医疗市场策略是可行的。目前，此策略还是较适用于县医院与乡镇医院。

第二，集中单一市场策略，也称密集性营销策略，是指医院选择一个或少数几个细分市场为目标市场，针对一部分特定的消费群体的需求，提供专业化服务。这种策略最适宜于医疗服务的区域开拓或医疗市场竞争激烈的地区，能更好地满足不同层次医疗服务消费者的需要。一般来说，竞争激烈的地区，都可选用集中单一市场策略。

第三，专科化医疗市场策略，这是指医疗机构选择一个或几个细分的专科医疗市场，集中优势，发挥特长，充分满足一定范围内患者对专科服务项目的需求。

(2)选择目标市场策略时应考虑的因素：选择目标市场时，应考虑的因素包括：①国家和各级政府对医疗机构的各项方针政策，包括医疗机构的设置规划，网点设置准则，医疗卫生服务的近期、中期和长期发展规划等。在选择目标市场时，必须考虑和遵守这些规定，按整体的最优化方案选择目标市场。②目标市场的特征和医院实力(后者指医院的医疗技术能力、服务能力、营销能力和管理能力等)。如果医疗服务范围广、需求高、本身实力强大，并且该地域内没有同层次的竞争对手的话，可采取整体性目标市场策略；如果在同一地域有实力相当的竞争对手或本身实力不足的，则应采取专科化医疗市场策略，满足部分细分化医疗消费者的需求；或者，在考虑整体性目标市场的同时，也考虑一个或几个专科化的医疗市场。③医疗消费者的普通需求和特殊需求，因为无论采取整体性市场策略还是集中单一市场策略、专科化市场策略，都必须考虑到医疗机构有“紧急救护”的任务，必须满足某些特殊的需求。④竞争对手采取的策略，因为众多的医疗机构同时在市场上竞争,医疗市场竞争形势的不同,采取的策略也不同。选择目标市场策略时必须考虑竞争对手采取的策略,应采取与竞争对手相抗衡的策略。

(三)医疗市场定位战略

1.医疗市场定位

“定位”一词是由艾·里斯(Al Ries)和杰克·屈劳特(Jack Trout)于1972年提出来的。市场定位是指在目标市场上,本机构和竞争对手相比应处在何种位置的对策。医疗市场定位是指医院根据目标市场上患者对医疗服务的重视程度、医院的医疗服务项目在医疗市场上的地位、竞争者的定位,对医院及相关的医疗服务创造并培养一定的个性和形象,并通过制定出一系列特定的营销组合来影响潜在患者对其医院总体感觉的过程。确定市场定位战略,是为了更好地服务患者,在市场上取得竞争优势,在价值和价格两大因素上,力争以尽可能低的价格创造尽可能高的价值。

2.市场定位三步骤

在竞争激烈的卫生市场上,取得竞争优势的关键是使服务产生差异化。一个医疗机构可以通过多个方面的差异使自己区别于竞争对手,但对每一可能的差异化谋略,需要预估可能产生的社会效益和经济效益。如果医院有取得较高社会效益和经济效益的差异性,那这些差异可能就是医疗机构的竞争优势。

医院的市场定位步骤是:①识别据以定位的可能的竞争优势,包括技术差异、服务差异、人员差异、品牌差异。②选择正确的竞争优势,即从医院可以识别的竞争优势中选择用以建立市场定位战略的竞争优势。③选择整体定位战略,即医院在价值和价格这两个关键因素上决定自己的定位,可选择的5种定位:价值高价格高、价值高价格等、价值高价格低、价值等价格低、价值低价格更低。

第五节 医院营销策略

一、医院产品策略

(一)基本概念

从营销学的定义上来讲,产品就是能够提供给市场以满足消费者需求和欲望的东西。产品分为5个层次:最基本的层次是核心利益,即顾客真正需要的基本服务或利益;第二个层次是形式产品,是实现核心利益所必需的基础产品,即产品的基本形式;第三个层次是期望产品,即购买者在购买产品时通常期望或默认的一组属性和条件;第四个层次是延伸产品,产品提供者向顾客提供附加价值,主要是附加的利益和附加的服务;第五个层次是潜在产品,即该产品在将来可能会实现的全部附加部分和转换部分。当前我国部分产品的策略,只能满足前两个层次,即最基本的核心利益与实现核心利益所必需的基础产品形态,大部分还没有深入到第三层次,更不要说进入到第四、五层次。

产品策略是指企业为了在激烈的市场竞争中获得优势，在生产、销售产品时所运用的一系列措施和手段，包括产品组合策略、产品差异化策略、新产品开发策略、品牌策略以及产品的生命周期运用策略。医院产品是医院提供给医疗市场的、用以满足患者医疗需求的医疗服务。医院对医疗服务的营销也可运用相关产品策略。

（二）医院产品组合策略

美国广告大师詹姆斯·杨在其所著的《产生创意的方法》中提出：创意完全是旧元素的新组合。实际上不仅广告如此，新组合定律也往往是产品创新开发的非常重要的来源之一。产品组合策略是医疗市场营销策略的重要组成部分。医疗产品组合策略指医院机构根据医疗市场情况和经营实力，对医疗服务项目组合的广度、深度和关联性实行有机组合。

1.全面组合

这是医疗机构着眼于向患者提供他们所需要的一切医疗服务项目。这种策略将尽可能地增加医疗服务项目组合的宽度和深度，即增加医疗服务项目、扩展经营范围，以满足医疗市场需要。

2.市场专门化组合

这是医疗机构以某个专门市场为服务对象，为该目标市场提供所需的各类医疗服务项目，不考虑项目组合的关联度。例如，北京某医院定位于为经济收入高、健康意识强、消费观念新的都市女性提供医疗保健服务。

3.项目专门化组合

这是指医疗机构只经营某一大类医疗服务项目去满足不同消费者的需求，该组合方式具有专科化的特点。例如，专科医院的服务项目组合就属这一类。

4.有限项目组合

这是指医疗机构只经营某一类医疗服务项目中的一部分服务，以满足有限市场的需求。这类组合的广度有限，但有利于医疗机构发挥自己的优势，树立医疗机构和医疗服务项目的形象，提高在某一特定范围内的市场占有率。

5.特殊专科性项目组合

这是医疗机构凭借它所拥有的特殊技术和服务条件，提供满足某些特殊需求的医疗服务项目，如近年来涌现出一些专门为不孕不育患者服务的营利性医院。

6.单一项目组合

这是指医疗机构只经营一种或为数有限的几种医疗服务项目，适应和满足单一的市场需求。这种单一项目组合的经营过程单纯，医疗机构对此项目的依赖性太大，适应性弱，存在较大风险。

（三）医疗项目的生命周期

产品生命周期（product life cycle）指产品从进入市场到退出市场的周期性变化过程，一般要经历导入期（introduction）、成长期（growth）、成熟期（mature）和衰退期（decline）等时期。产品生命周期是医院营销学中一个十分重要的概念。医院营销中，针对不同服务项目以及不同周期，应采取不同对策。

1.导入期

当一个新的医疗服务项目推出市场,消费者对它有一个了解、认识和接受的过程,这个过程就是医院项目的导入期。由于医院医疗服务项目处于导入期,因此,此时的新医疗服务项目数量小、单位成本高,服务不够完美,同时需投入一定的促销费用。导入期的医疗服务项目可能处于微利或甚至亏损状态。

2.成长期

新的服务项目经过导入期后,进入成长阶段。在这一周期,潜在消费者对该医疗服务已经有相当的了解,医疗服务数量提升迅速,医疗技术质量趋于稳定,服务项目开始产生利润。此时,医院的营销决策就是要使该医疗服务量迅速提升。例如,可通过一些宣传活动,树立医疗服务品牌,也可积极寻找新的细分市场。

3.成熟期

这一阶段的医疗服务技术质量已非常完善,并已被绝大多数消费者接受,竞争者开始出现,市场供求已呈饱和状态,竞争者的技术质量和服务质量逐渐趋于同质化。对此医院的对策是寻找更新的细分市场,发展服务项目的组合,成熟期的服务项目已积累了相当大的患者群,医院可以对老患者提供随访、跟踪服务。

4.衰退期

消费者的需求、偏好开始转移,服务量迅速下降,医院的服务能力过剩,模仿者大量进入,价格不断下降。此时,医院应对该医疗服务项目进行综合评估,然后确定营销战略。这时有两个选择,即继续提供该项医疗服务,但节省资源、降低成本,使该服务项目能继续维持下去;或者停止该项医疗服务,将医院的有限资源转移到新的有潜力的医疗服务项目上。

(四)医院的品牌营销

品牌是市场竞争的利器,是医院竞争力的体现,是赢得患者的法宝。医院要创造出自己的品牌,这不仅指医疗服务的技术含量、质量和价格 3 大因素,还应有社会信誉度、专家知名度、人群中的口碑等无形资产。

(五)医院服务营销策略

服务营销的核心是患者,营销活动要“以患者为中心”。医院营销是一条服务价值链,医院要从各个环节去满足患者的要求,实施全程优质服务。

一般而言,医院消费人群可以划分为 3 类:①患者,他们接受过医院的医疗服务,有着亲身体会。②患者家属。③潜在消费者。而从信息沟通看,对医疗服务的评价可以通过各种方式进行传播,特别是患者及其家属对医院的评价会形成口碑传播的作用。因此,医院必须明确患者的需求、明确为哪些患者提供医疗服务、提供哪些医疗服务、依靠哪些医疗技术,要集中全力满足患者需求,使患者得到最好的医疗服务。

二、医院价格策略

医疗服务市场、医疗服务水平、医疗服务价格是医院赖以生存和发展的重要组成部分。医疗服务价格是影响医疗服务需求、反映医疗服务水平和质量的重要因素。在计划经济体制时代,医院的医疗服务收费完全由政府定价,医院缺乏自主权。当前国家取消了医疗服务的政府定价，实行非营利性医疗机构医疗服务的政府指导价和营利性医疗机构医疗服务的市场调节价相结合。取消政府定价，要求医院必须研究医疗市场现状，分析竞争对手的情况，实行恰当的医疗服务定价策略，以切实保障医院、员工以及患者等各方面的利益。

（一）医疗服务的定价目标

定价目标是医院制定定价策略的依据和基础，只有明确了医院的定价目标，才能相应地采用合适的定价方法和策略。医疗服务的定价目标主要包括结余与投资回报目标、患者导向目标、市场份额目标，应对竞争对手目标。

1.结余与投资回报目标

尽管医院是具有一定福利性质的公益性事业单位，但医院同样需要考虑在一定社会效益基础上的经济效益。特别是营利性医院，更不会忽视医院的利润，它需要实现投资回报的目标。如果没有政府的补贴、药品的加成补偿，医疗服务价格理应高于医疗服务成本，这样才能使医院的医疗服务维持下去和继续发展。

2.患者导向目标

合理的医疗服务定价，还需研究和了解患者对价格的接受程度。在此基础上，再综合考虑市场的竞争情况，最后确定医疗服务项目的最终价格。

3.市场份额目标

市场营销的实践显示，医院在一定程度上可以通过定价来影响医疗市场份额。过高的医疗服务价格可影响病源，减少市场份额。这也是为什么自主定价的一些营利性医院的医疗服务项目定价并未高过政府对非营利性医院医疗服务项目的指导价的原因。

4.应对竞争对手目标

合理的医院医疗服务项目的定价可以在某种程度上击败竞争对手。医院可以有意识地通过医疗服务定价去应对和避免竞争。为此，医院应考虑本区域内整体的医疗服务价格水平和相同档次医院的医疗服务价格水平，再根据市场需求来确定本医院的医疗服务价格水平，只有这样才有可能使医院在医疗服务价格方面保持竞争优势。价格竞争策略一般有同质低价竞争策略、同质同价竞争策略和优质高价竞争策略等。

（二）医疗服务定价的方法

在市场经济条件下，医疗服务项目的价格要考虑诸多因素，如医疗服务成本、医疗服务需求、市场竞争和国家政策等。在医疗服务价格的确定时，可以是采取以成本为导向的定价法，即以医疗服务的成本为基础，再加上预期结余（或称利润）制定医疗服务价格。它又可分为成本加成定价法和收支平衡定价法两种具体方法；可以采取以需求为导向的定价法，即从患者对医院、对医疗服务的态度和行为出发，以患者对医疗服务项目价值的认识和需求程度为定价依据；也可采用以竞争为导向的定价法，即以医院为主要竞争对手的医疗服务项目价格为依据的一种定价方法，它的特点是医疗服务的价格随行就市，医院按照医疗行业的平均现行价格水平来定价。

（三）医疗服务的定价程序

医疗服务定价的程序一般为：①制定医院价格营销策略，选择定价目标。②市场调研，分析现实的和潜在的医疗服务需求。③测算医疗服务的成本（包括固定成本和变动成本）。④竞争对手分析，主要分析主要竞争对手的成本、价格和其他因素。⑤选择具体的定价方法。⑥确定最终医疗服务价格。⑦医疗服务价格在实施一段时间后，收集对医疗服务价格的意见与建议，对医疗服务价格进行修正与调整。

三、医院渠道策略

医院营销活动的核心是有效地为医疗服务的目标市场提供所需求的医疗服务，从而为医院带来社会和经济效益。一个成功的、科学的医院营销渠道能够更快、更有效地推动医疗服务广泛地进入目标市场，为医院和社会带来极大的现实及长远收益。医院营销渠道就是促使医院的医疗服务顺利地进入目标市场的一整套相互依存的组织。医疗服务的特殊性决定了医疗服务的获取具有直接性，即患者必须到医院或通过网络系统，与提供医疗服务的医务人员进行接触。但从营销的角度看，医疗服务客观地存在着营销渠道，即医院有了医疗服务项目，必然经过一定的营销渠道才能让患者认识这种服务，并最终获得这种服务。

（一）医疗营销渠道的划分

1.零层营销渠道

零层营销渠道是指医院不经过其他中间途径，直接为患者提供医疗服务。医院除了直接在医院内提供医疗服务外，还可通过下列方式直接提供医疗服务。

（1）社区医疗服务：根据社区医疗服务的定位，医院可延伸服务范围，使医院能够长期拥有一批稳定的医疗消费群体，并增强社区居民对医院的忠诚度。

（2）网络医疗服务：网络医疗服务是指医院将医疗服务或部分医疗服务通过电脑网络或因特网提供给医疗消费者，以便医疗服务人员与消费者之间实现一定程度的分离。目前医院的网络医疗服务主要是远程会诊、健康咨询、远程挂号、远程医疗等。

（3）巡回医疗：巡回医疗是指医院组织医务人员直接到社区、企业、学校、乡村提供有偿或无偿的医疗服务。其主要目的是扩大医院的知名度，让更多的群众了解医院的医疗技术水平与服务能力。同时，方便群众的就医与咨询。

2.单层营销渠道

医疗服务的单层营销渠道是指医院之间相互转诊的渠道，即一所医院可以与多个不同等级或类型的医院建立双向转诊关系，从而建立有效的营销渠道。其主要形式有双向转诊、技术支持。

3.水平营销渠道

水平营销渠道是指由同一渠道层次上的两个或两个以上的医院联合起来，共同开拓医疗市场的一种营销渠道组织。水平营销渠道的主要方式是医院集团。

4.多层营销渠道

多层营销渠道是指医院使用两种或两种以上的营销渠道向消费者宣传与提供医疗服务项目的一种营销渠道组织。通过多层营销渠道，一是扩大了医疗市场份额，二是降低了渠道成本，三是更好地满足了医疗消费者的需要。

（二）营销渠道设计的限制因素

营销渠道的设计应充分考虑各种限制性因素，制定出适合医院服务特性的营销渠道，促使医院营销目标的实现。营销渠道设计应考虑医院医疗服务的不同特性，如预防或解决何种健康问题、定价、目标人群、使用方法等；考虑现有渠道的特性，如进入成本、发展性、信誉度、专业性等；考虑服务地区的经济环境，如人均收入、景气指数等；考虑医院的营销规划。

四、医院营销信息沟通组合策略

现代营销的中心思想建立在“与消费者沟通”的基础上，是在实现与消费者的沟通中，以统一的传播目标，运用和协调各种不同的传播手段，使其在每一个阶段发挥出最统一集中的效果，追求的是与消费者建立起长期、双向、连续不断的关系。

营销信息沟通的主要方式有四种：广告、服务推广、宣传报道和人力宣传。这四种方式的组合与搭配称为营销信息沟通组合（marketing communication mix）。国外医院都十分重视满足患者的各种需求，但对市场营销的认识各有不同。这些承认医疗服务市场化的国家，是比较重视市场营销的，诸如医院的广告宣传、品牌推广和营销策划等都比较成熟。

由于这 4 种方式也是组织促进销售的主要方式，因此又称为促销组合（promotion mix）。促销组合策略，也就是这几种促销方式的选择、确定促销预算及其在各种促销方式之间的分配。

影响医院营销信息沟通组合决策的因素主要包括医院促销目标、医疗市场特点、医疗服务项目的特点、医疗服务项目的生命周期、医院营销的策略等。医院营销采取的是推动策略（push strategy）或是拉引策略（pull strategy）等。

第四章　医院文化管理

医院文化是整个社会文化的组成部分，是组织文化或群体文化的一种，也是一门“以人为本”的现代医院管理理论。20 世纪 70 年代末，美国管理学界在研究美国与日本企业管理比较中发现，美国企业无论在技术、设备、经济实力等方面均优于日本，但在市场竞争中往往处于劣势。究其原因是日本的企业文化发挥了巨大的作用。日本企业以其良好的管理、优质的产品和团队精神，对美国企业构成强大的威胁。进一步研究发现，每一个成功的企业都有其独特而牢固的企业文化。同样的，一所成功的医院也拥有其独特而牢固的医院文化。20 世纪 80 年代以来，医院文化作为一种新型的医院管理理论，在我国逐步被诸多学者和管理者研究、总结，并在许多医院得到推广和应用。医院文化在医院建设和发展中的地位和作用正日益受到人们的重视。

第一节　医院文化的概念与特征

文化是美术、观点、风格、惯例以及所有其他在特定时期由一个民族和人群通过劳动和思维创造的产物，包括信仰、科学、知识、教育、艺术、道德、风俗等内容，是人类活动所产生的精神上的理性的成果。其内涵极为丰富，可分为有形文化和无形文化。有形文化主要指文学艺术、新闻出版、广播影视等；无形文化主要指人们的价值观念、精神意识、行为规则等。医院文化是在一定社会文化基础上形成发展的具有医院特征的一种亚文化，是组织文化或群体文化的一种。它是社会文化与医院活动相结合的产物，具有广阔的外延和丰富的内涵。

一、医院文化的定义

关于医院文化的确切定义，医院管理学界尚无统一定义，比较流行的学说有：广义狭义说、人本价值说、物质精神说、管理模式说等。不同的视角对医院文化定义的差异，正说明了医院文化所具有的丰富内涵和广阔外延，归纳起来主要有以下几种观点。

（一）广义狭义说

医院文化既有社会文化的共同特性，又有自身的个性特征，应从广义和狭义两个方面加以理解和诠释。广义的医院文化是指医院主体和客体在长期的医学实践中创造的特定的物质财富和精神财富的总和，包含了医院物质文化、制度文化和精神文化。狭义的医院文化是指医院在长期的实践过程中逐步形成的，并为医院大多数成员共同遵守和奉行的价值观念、理想信念、行为规范和道德准则。

（二）人本价值说

医院文化是社会文化的有机组成部分，是社会文化在医院中的反映和延伸，是以人为本的管理思想在信念、精神上的升华。重视员工的自主意识和需求，以员工的价值共识为核心，以形成团队精神为追求，坚持医院工作应以员工为中心，注重培养员工的参与意识和服务意识，自觉养成当家作主的主人翁思想。

（三）物质精神说

医院文化包括物质文化和精神文化两个方面，二者互为表里，相辅相成。物质文化是基础，是医院的外在标志，它既是医院文化的物态形式，又是医院精神文化的物质载体，包括医院的整体环境、建筑设施、医疗装备、人员结构等。精神文化是核心，是医院文化的内在本质，它起着主导作用，引导和制约着物质文化的发展，包括办院宗旨和方式、集体主义精神、合作意愿、参与意识、对医院的信赖感与归属感、个体目标和医院整体目标的一致性、医院员工共同的价值取向和价值观念、对医院各种活动的认同感、参与感、责任感和献身精神、对医院发展的希望和追求。

（四）管理模式说

管理是一种文化活动，医院文化是一种新型的管理模式，是由医院价值观、医院精神、模范人物、管理方式和文化网络等要素组成的。强调医院文化是价值观的体系，是管理者进行医院管理的方式和方法。通过分析人的心理，预测人的行为，依据人的心理活动规律，调整人与人之间的关系，实现有效激励，充分调动员工的积极性来取得工作成绩。

此外，医院文化据其形成的过程可分为自然医院文化和自觉医院文化。自然医院文化是指医院全体员工在医疗活动中自然形成的观念、意识、方法、习惯的总和。其形成过程中受到医院领导者的观念、言行、爱好和习惯的影响较大，领导者个人素质的高低，管理能力的优劣直接影响着医院文化的质量。这种医院文化是自发形成的，很容易被人们忽视。自觉医院文化是指独具慧眼的领导者为实现医院的目标，有意识、有组织、有计划地培育一种医院建设思想、医院精神和群体意识及其塑造的医院形象之和。它是医院全体员工为实现医院共同理想和目标而自觉建立起来的一整套规章制度、医疗道德和医疗作风。

二、医院文化的内涵

医院文化的内涵包括医院物态文化、医院制度文化和医院精神文化。物态文化是制度文化和精神文化的基础，一定的物态文化孕育出相应的制度文化和精神文化。制度文化是沟通物态文化和精神文化的桥梁，精神文化是医院文化的核心和灵魂。

（一）医院物态文化

医院物态文化是医院文化的外在标志和物质载体。它由医院内外环境和各种设施构成，包括医院的环境、文化设施和医疗技术装备等。

（1）医院环境是与院容院貌相关的医院文化的表征。如医院整体布局、建筑风格、体现医院个性的标志物和象征物以及室外绿化、室内美化和环卫净化等。

（2）医院文化设施是医院文化的最表层，是体现医院文化的最直接的载体。如医院图书馆、大会堂、广播影视、画廊板报等员工进行学习和娱乐的设施和场所。

（3）医院技术装备是医院物质文化重要组成部分，是现代医院开展医疗服务的物质基础。

如医疗设备、科研设备、药品器材及其他辅助设备。医院技术装备的先进程度直接影响到医疗质量的高低，影响到医院的竞争力。

(二)医院制度文化

医院制度文化是医院领导制度、组织结构、管理方式、道德规范、行为准则和工作程序的反映。同时也是协调医院内部关系、医院与社会关系、医院与患者关系的纽带。主要包括医院领导体制、组织结构和管理制度等方面内容。

(1)医院领导体制是医院领导制度、领导结构和领导方式的总和，是医院制度文化的核心内容。它直接影响着医院组织结构的设置，制约着医院管理的各个方面。

(2)医院组织结构是医院为实现既定目标而建立的医院内部具有特定功能的机构及其相互关系。不同的医院领导体制对应着不同的组织结构，而组织结构的合理与否，直接影响和制约着医院绩效水平的高低。

(3)医院管理制度是医院价值观、道德规范、行为准则、技术要求的具体反映，也是医院管理科学化、民主化的反映。它是医院获得良好效益，规范医患双方权利和义务，保证医疗活动有序进行的各种规定和条例的集合。

(三)医院精神文化

医院精神文化是指医院在医疗实践过程中，长期受一定的社会意识形态和文化背景影响，形成的思想理念和文化观念。它在医院文化中处于核心地位，具有主观能动性，决定着医院文化的性质和方向，是医院生存和发展的精神支柱和活力源泉。

(1)医院价值观是医院群体在追求成功的过程中，所推崇的基本信念和奉行的目标，是医院全体员工一致赞同的对医院行为的价值判断。共同的价值观使医院内部员工在判断自己的行为时具有统一的标准，并以此来规范自己的行为。

(2)医院精神是现代意识和医院个性相结合的一种群体意识，是医院群体共同一致、彼此共鸣的内心态度、意识状况和思想境界，是全体员工对医院各种活动的认同感、参与感、责任感和献身精神。

(3)医院道德是调整医务人员和患者之间、医务人员之间、医务人员和社会之间的行为规范的总和，是医院行为法规的必要补充，是医院员工的感情、趣味、传统和习惯等心理和道德观念的具体表现，是医院精神的直接反映。

(4)医院理想是医院群体对医院未来发展前景的期望和追求，是群体意识的精神支柱、行为向导和发展动力。

三、医院文化的特征

医院文化是社会文化的有机组成部分，是社会文化在医院中的反映和延伸，是在一定的社会文化基础上形成的。因而，医院文化与其他群体文化相比较，既有一般的共性，又有特殊的个性。其主要特征有以下几个方面。

(一)社会性特征

医院文化的形成和发展受制于医院所处的社会环境，并依附于社会环境。因此，医院文化必然要与所处社会的经济、政治、文化环境和地域环境相融合，不断追求与社会环境的和谐，不可避免地打上社会的印记。有中国特色的医院文化，是社会主义精神文明建设的一部分，必须遵从以共产主义理想为核心的社会主义精神文明的总体原则和要求。

（二）时代性特征

时代的变更、社会的进步对医院文化的发展起着巨大的推动作用，每个时代的优秀社会文化和先进的科学技术都会在医院文化中得到充分反映，不断赋予医院文化以崭新的内容，烙上时代的印记。当前，在建设有中国特色社会主义的新的历史时期，随着对外交流的扩大，医疗保障体制的改革，新兴科学技术在医学领域中的应用，都将给医院文化建设增添新的内容。

（三）实践性特征

医学实践是医院文化产生、继承、发展的基础和源泉，又是医院文化成功与否的检验标准。成功的医院文化在实践中能有效地转化为医院群体的精神动力，最大限度地调动员工的积极性、创造性，对医学实践起到指导和促进作用。

（四）职业性特征

医院文化是在一定的社会文化基础上形成的具有医院自身特征的一种行业文化。医院工作的特殊性决定了它既要遵从社会文化的一般要求，又要具有独特而鲜明的文化特征，就是以患者为中心，以救死扶伤为天职，以精湛的医疗技术水平和热忱的服务态度为患者提供优质服务。

第二节　医院文化的功能和作用

医院文化在医院建设和发展中的作用正日益为医院管理人员和研究人员所重视，并逐步为大家所接受。优秀的医院文化对医院的建设会产生积极的综合作用，能够形成医院整体意识，优化医院机制，提高医院管理水平，激发医院的活力，增强医院的竞争力，促进医院的全面发展。

一、医院文化的功能

（一）导向功能

医院文化对医院群体的导向功能是通过暗示或直示等方式，引导医院群体自觉地认同医院的整体价值观念、行为规范和既定目标，将个人的价值取向自觉地服从于医院整体价值取向，使个人的理想和追求与医院的目标保持一致。医院文化的这种“同化”作用不是外在的、强迫的，而是内在的、潜移默化的、自觉自愿的、一点一滴地渗透到人们的心里，浸入人们的灵魂，它使医院员工在不知不觉中作出相同的判断、评价和选择。

（二）约束功能

医院文化对医院群体的约束功能是通过规章制度和伦理道德（包括职业道德和社会公德）发挥作用的。一方面规章制度是医院管理科学化和民主化程度的反映，是保证医疗、教学、科研等工作正常运转，协调医院上下、内外关系的手段和措施，是一种内在性的行为控制，具有一定的强制作用。另一方面，医院文化的约束功能更主要的表现在对医院员工行为的一种无形的群体压力。心理学家指出，个体在群体中常常会不知不觉地受到群体的压力，从而在知觉、判断、信仰和行为上表现出与多数人一致的现象。这种压力包括舆论的压力、理智的压力和感情的压力。它是无所不在、无时不有地存在于人们内心深处，形成一种强大的自我约束力。

(三)凝聚功能

医院文化对医院群体的凝聚功能是通过医院员工的认知、信念、动机、期望等微妙的文化心理，沟通人们的思想，使员工对医院的目标产生认同感、使命感和自豪感，形成对医院的向心力，自觉地将个人的前途和命运与医院的前途和命运紧密地联系在一起，使员工对医院产生强烈的依赖感和归属感，在努力实现医院目标的同时实现自我的价值。医院文化像黏合剂一样能将全体员工凝聚在一起，为了共同的理想和目标，相互帮助、相互支持，同心协力、奋力拼搏。

(四)激励功能

医院文化的激励功能是通过在医院员工中培养和树立共同的理想和信念而形成的一种精神动力，是员工对医院目标的认同而自愿为之奋斗的一种催化剂。当人们确立了崇高的理想和目标后，会在实践中产生一种对事业成功、对人生价值实现的愉快的体验和满足，激发人们高昂向上的情绪和奋发进取的精神。

(五)辐射功能

医院文化的辐射功能是通过医院的各种医疗实践活动向社会展示医务工作者的良好形象和精神风貌，使医院的知名度和社会形象得到提高，产生良好的社会效应。医院是一个与社会公众密切相关的开放系统，医院文化既受到社会文化的引导，同时又对社会文化产生影响，二者相互联系、相互渗透、相互作用。先进的医院文化对社会主义精神文明和物质文明建设具有积极的促进作用。

二、医院文化的作用

医院文化在医院建设和发展中的作用正逐步为医院管理层和广大医务工作者所认识，并以其特有的功能在医院建设和发展中发挥着不可替代的作用。

(一)感化作用

感化是指某种现象或行为模式通过潜移默化的方式影响人们的思想和行为的过程。良好的医院文化氛围能够陶冶人的情操，培养出良好的人际关系和集体感情，使人产生美好的情绪，并以最好的精神状态投入工作中去，从而提高工作效率和工作质量。

(二)协调作用

协调是指通过一定方式、手段使组织中的各部分在发挥整体最大功能时能够恰当地互相支持、互相配合。医院文化的协调作用主要体现在它能赋予医院制度以活力，把医院的管理制度深入到员工的思想深处，形成一种柔性管理，与医院的硬性管理相互补充，使之更易被广大员工所认同和接受，进而形成行为规范。

(三)保障作用

医院文化在医院的长期稳定发展中，从深层次发挥了巨大的保障作用。医院作为一个在社会上客观存在的实体，它不仅要追求眼前的繁荣与成功，更要着眼于长期稳定的发展，走可持续发展的道路。优秀的医院文化是医院发展保持延续性的可靠保证，它有助于克服由于某个主要管理者个人能力的优劣而影响医院发展的弊端，使医院获得持久的生命力。

（四）为开展思想政治工作提供了新途径

思想政治工作与医院文化建设既有区别，又有联系。思想政治工作重在教育和灌输，医院文化重在陶冶和熏陶；思想政治工作体现领导和要求，医院文化体现参与和主动。思想政治工作保证了医院文化建设的方向和性质，医院文化为思想政治工作提供了新思维和新方法，二者相互融合，相互促进。

（五）为加强医院管理提供了新方法

现今的医院管理方法多为以目标为中心，较多的关注各种指标和具体过程，有意或无意地忽略了人的精神和文化价值的作用。而医院文化则强调以人为本的管理理念，强调尊重人、理解人、关心人、引导人，强调培养员工的主人翁精神和参与意识，更加重视启发、诱导、协调和示范等对人的软性管理，充分调动大家的积极性和创造性，从提高人的素质出发，进而从根本上提升医院发展的活力。

第三节　医院文化建设

医院文化建设是医院建设的重要组成部分，是医院领导层为实现医院长远目标，有目的、有意识、有组织地在医院全体员工中培育共同的价值观和行为规范，增强凝聚力，塑造医院整体形象的长期的系统工程。它的内容涵盖了医院哲学、医院精神、医院道德、医院形象、医院环境、医院制度等方方面面，既有物质的，又有精神的，既是有形的，又是无形的。因此，医院文化的建设必须根据医院自身的实际情况，采取多种途径、多种方法和多种措施逐步进行，不断深化，以期实现最终目标。

一、医院文化建设的意义

（一）医院文化建设是医院生存和发展的内在需求

必须从社会主义事业兴旺发达和民族振兴的高度，充分认识文化建设的重要性和紧迫性。医院文化作为社会主义文化的一部分，对医院的生存和发展起着十分重要的作用。随着社会主义市场经济体制的逐步建立和完善，医院从计划经济时期的公有制单一模式向公有、股份、私有等多种模式转变，医疗市场的竞争日趋激烈，医院特别是公有制医院的生存和发展面临着严重挑战。医院的竞争归根结底是人的竞争，是医院整体素质的竞争。医院文化建设强调的就是以人为本，重视人的价值，培养员工共同的价值观和团队精神。在现时较多强调金钱和物质利益的情况下，医院文化建设对医院建设和发展具有十分重要的意义。

（二）医院文化建设是加强和改进思想政治工作的有效途径

思想政治工作是我党的优良传统，也是搞好医院建设的思想保证。医院文化建设与思想政治工作是一种相互包含、相互影响、相互依赖、相互促进的关系。加强医院文化建设为拓展医院思想政治工作，特别是加强人才队伍建设、提高医护人员整体素质提供了新思路和新途径。

(三)医院文化建设促进了医院各项规章制度的建立和完善

医院规章制度是医院活动的行为准则,是科学管理的重要手段,也是医院精神、价值观、道德规范的反映,是沟通物质文化和精神文化的桥梁。它体现了医院内部人与人之间、上下级之间的关系,体现了医院与服务对象之间的关系,也体现了医院与其他社会人群的关系。医院文化建设重要内容之一就是医院制度文化建设,它通过有形和无形的方式将先进的管理理念灌输给广大员工,使各种规章制度更具有人性化,更能为广大员工所自觉遵守和执行。

二、医院文化建设的基本程序和方法

(一)调查研究

建设有中国特色的医院文化,首先必须从医院的实际出发,对医院的内部和外部文化环境进行充分的调查研究,内容包括党和国家以及地方政府对医院建设的方针政策;医院所处地区的民风民情;居民的文化结构;医院的历史沿革、传统文化;目前医院工作人员的思想业务素质;医院的设备、技术、管理运行机制等。在充分掌握第一手资料的基础上,通过认真分析,从中找出影响医院文化建设的积极因素和消极因素,为制定实施规划提供有力的依据。

(二)制定规划

医院文化建设是一项长期的系统工程,必须根据医院的实际情况和时代要求制定出切实可行的、具有自身优势和特色的总体目标和分期分项目标。做到目标明确,配套的实施方案具体可行,利于各级组织和个人的落实,有检查评价体系和方法。

(三)组织实施

充分发挥医院各级组织的领导和协调职能,主要领导要亲自抓,要以身作则,身体力行,为全体员工做榜样。同时要对全体员工进行医院文化理论的系统教育,使其了解和掌握医院文化的基本知识,了解本院文化建设的总目标和近期目标,使医院文化建设深入到每个员工的思想深处,融入行动中。

(四)总结经验

在认真检查评价的基础上,认真总结实施过程中的经验和问题,按照与时俱进、不断创新的要求,对规划的内容和实施方案进行调整和修订,不断除旧更新,通过长期不懈的努力,逐步建立起适应医院发展要求的先进的医院文化。

三、医院文化建设需要把握的原则

(一)坚持从医院实际出发的原则

一定的医院文化是在一定的内外环境下长期实践的结果,有其内在的必然性。因此,建设医院文化必须结合医院的规模、专科特色、技术优势、人员构成、经营方式等因素,综合考虑医院的内外环境,坚持从医院的实际出发,避免随意拔高以及脱离实际的要求和做法。

(二)坚持重在建设的原则

精神文明重在建设,重在加强管理,管理促进建设。医院文化作为社会主义精神文明的一部分,同样必须坚持重在建设的原则。医院文化建设就是要变革落后陈旧的医院文化,从现有的医院文化中挖掘提炼出富有时代特色的文化精髓,使“自然医院文化”走向“自觉医院文化”。

这是一个质的飞跃,它不可能一蹴而就,不可能毕其功于一役,它是一个渐进的过程,必须实事求是,立足长远,常抓不懈。

(三)坚持群众是医院文化建设主体的原则

群众路线是我们党的工作的根本路线。医院文化建设是医院全体员工的文化实践活动,必须尊重员工的自主精神和首创精神,充分发挥他们的主观能动性,使他们自觉投身到医院文化建设活动中来。没有全体员工的积极参与,不把员工作为实践的主体,建设医院文化将成为一句空话。

(四)坚持领导带头的原则

医院文化建设成功与否,医院领导层负有重要责任。医院领导在医院文化建设中起着倡导、组织、培育、示范等作用。因此,领导者必须首先具备优秀的思想文化素质,靠自身的人格魅力、优良作风和领导艺术,坚持身体力行,率先垂范,去持久地影响和带领员工,努力推动医院文化建设深入发展。

(五)坚持不断创新的原则

创新是医院文化建设不断向前发展的力量源泉。创新离不开继承,继承是创新的基础,创新是继承的发展。要继承和借鉴古今中外、各行各业的优秀文化,发扬本院的优良传统和作风。同时,必须根据医院的现实情况,根据时代的发展要求,不断创新,这种创新不仅是医疗技术和服务的创新,更重要的是观念、意识、体制、制度的创新。

四、医院文化建设与整体医疗

(一)医院文化建设有利于整体医疗模式的建立

医院文化建设强调继承和创新,在继承优秀传统文化,汲取外来先进文化的基础上,结合医院的实际,创造出具有自身优势和特色的医院文化。整体医疗正是顺应了医院文化建设理念,在继承祖国传统医学和西方医学的基础上,取其精华,去其糟粕,为我所用。它以新的生物-心理-社会医学模式为指导,追随时代的进步,医学科学技术的发展和人民日益更新的健康观念,努力满足人民群众对医疗服务的更高要求,变革旧的医疗模式,建立一种全新的医疗模式,并逐渐为众多医院、医务工作者和广大患者所接受。

(二)医院文化建设有利于转变医疗服务理念

医院文化建设强调以人为本,关心人、尊重人、理解人、发挥人的主观能动性,激发人的创造热情,挖掘人的潜在能力,全方位提高员工的素质,进而提高医疗水平和服务质量。整体医疗强调以患者为中心,把患者看作是由身、心、社会、文化等多方面组成的有机整体,在医疗工作中实现从“病”到“人”的转变。不仅要为患者提供医疗技术服务,更要让尊重患者、关心患者、方便患者、服务患者的人文精神在医疗服务的全过程中得到体现,改变“见病不见人”的单纯技术服务理念,为整体的人提供从生理到心理,从医疗到预防,从院内到院外的全方位服务。虽然医院文化建设和整体医疗侧重的对象有所不同,方式方法各异,但建设医院、发展医院、为患者提供优质服务的目标是一致的。优秀医院文化对整体医疗工作具有巨大的推动作用,整体医疗工作丰富了医院文化的内容,促进了医院文化建设。

（三）医院文化建设有利于发挥医疗团队组织的作用

医院文化建设的一个重要任务就是营造团结向上的团队精神，塑造优秀的医院工作团队。实施整体医疗要求建立以患者为中心，由医、药、护、技、医学工程、管理、政工和后勤保障等各类人员组成的医疗团队服务结构，协调一致地为患者提供全方位的优质服务。医院文化以其特有的导向、凝聚、激励、陶冶、约束等功能，将医院全体员工团结在共同目标下，使大家拧成一股绳，心往一处想，劲往一处使，最大限度地发挥医院的整体作用。

（四）医院文化建设有利于整体医疗工作的深入开展

整体医疗工作的深入开展与医院文化建设是密不可分的，优秀的医院文化对整体医疗工作的推动作用是全方位的，涵盖了整体医疗的方方面面和全过程，一是有利于树立以人为本的思想，克服重物轻人、见物不见人的片面思想，充分发挥员工的创造性和积极性，引导大家在实现医院目标的过程中实现自我的人生价值；二是有利于树立以患者为中心的服务理念，克服见病不见人、重治疗轻预防、重生理轻心理、重院内轻院外的服务理念，使患者在接受医疗服务过程中感受到对生命价值的尊重和人性化的温馨服务；三是有利于发扬与时俱进的创新精神，克服因循守旧、不思进取的落后观念，这里所说的创新精神既是医疗技术和医疗服务的创新，更是观念、意识和相关体制、制度的创新；四是有利于发扬爱岗敬业的医德医风，对待患者满腔热情，对医疗技术精益求精，对待同行相互尊重、相互帮助、相互学习，对待个人严于律己，努力为患者提供优质服务。

第五章　医院财务管理

第一节　医院财务管理概述

医院要进行医疗服务活动，就必须有人力、物资等各项经营要素，并开展有关的活动，这些活动就构成了医院的财务活动；同时，医院进行财务活动时，必然会集中反映一定的财务关系。为此，要了解什么是财务管理，必须分析医院的财务活动和财务关系。

一、医院财务的概念

医院财务是指医院在提供医疗卫生服务过程中的各种财务活动，以及由此而形成的各种财务关系的总称。简单地说，医院财务是指涉及医院钱、财、物的经济业务。它客观地存在于医院的经营活动中。

在现实生活中，财务是通过各项货币收入和支出活动表现出来的。从形式上看，这些财务活动是货币的收支活动，表现为资金的量的变化。从实质上看，这些财务活动体现着医院与各方面的一定的经济关系，这种关系便成为价值——资金运动的质的规定性。就其本质来讲，医院财务是医院在经营过程中资金运动及其所体现的经济关系。

（一）医院的财务活动

在社会主义市场经济条件下，社会经济各方面都围绕着商品生产、交换、分配和消费等展开活动，通过市场调配资金，促进整个社会的价值运转。医院在提供医疗服务过程中，要消耗一定数量的人力资源、物力资源、财力资源，随着医疗服务活动的不断进行，资金的收支活动也在不断发生。医院资金方面的活动，构成了医院经济活动的一个独立方面，即医院的财务活动。

1.医院资金运动的主要体现

由医院自身特征所决定，医院的资金运动主要体现在以下 3 个方面。

第一，医疗服务经营过程中的资金运动。医疗服务活动过程中的资金运动表现为通过国家经常性财政补助、上级补助和经营收入取得货币资金，再用货币资金购买材料、物资形成储备资金。经过领用在医疗服务过程中消耗后，形成新的货币资金，参加下一次的资金周转。

第二，药品销售过程中的资金运动。先用货币资金购买药品形成储备资金，然后根据患者病情需要，开方销售药品，取得按国家规定增多的货币资金，不断地进行资金周转。

第三，制剂生产过程中的资金运动。首先从货币资金形态到储备资金形态及其相应的供应过程;其次是从储备资金形态到生产资金形态及其相应的生产过程;最后从成品资金形态回到货币资金形态及其相应的销售过程。制剂通过销售过程又取得了货币资金,以满足患者的需要,取得货币收入继续进行下一次生产储备,使制剂连续生产。

2.医院资金运动的内容

医院的资金运动从货币资金开始,经过若干阶段,又回到货币资金形态的运动过程,叫作医院资金的循环。医院资金周而复始不断循环,叫作医院资金的周转。医院资金的循环、周转体现着医院资金运动的形态变化。具体说来,医院的资金运动包括资金筹集、资金运用和资金分配三个方面。

第一,资金筹集。资金指社会再生产过程中能够以货币表现的,用于生产周转和创造物质财富的价值。任何一个经济组织进行生产经营活动,必须筹集一定数量的资金。资金筹集是医院医疗服务活动的起点和基本环节,是医院存在和发展的首要条件。

随着社会主义市场经济体制的进一步完善,资金筹集渠道日益多元化,筹资方式日益多样化。总体而言,资金来源包括两大部分:一部分是所有者投资,这部分投资形成医院的自有资金;另一部分是通过不同筹资渠道所形成的借入资金。筹资方式既可以发行股票、债券,也可以吸收直接投资或从金融机构借入资金。无论是从何种形式获得的资金,都需要付出筹资代价,如定期支付股息、红利及借入资金支付利息等。

我国医院分为非营利性医院和营利性医院。非营利性医院多为政府主办,国家是医院的所有者,其筹集资金的渠道包括国家财政补助、主管部门补助、银行信贷、社会捐赠、医院内部积累、其他负债等。营利性医院的资金主要来源于投资者投入和银行信贷,以及社会捐赠、医院内部积累、其他负债等。

第二,资金运用。资金运用是指医院通过各种资金渠道及具体筹资方式获得必要的资金后,将其用于医疗服务活动的各个过程中,主要表现为购买劳动资料和劳动对象,以及向医疗技术人员和管理人员支付的工资,以补偿物化劳动和活劳动的消耗。例如,设备购置使医院获得劳动资料,同时形成固定资产;材料、物资、药品的采购,使医院获得劳动对象,为劳动手段提供条件;无形资产的研究和开发,使医院也会有一部分用于无形资产投放的资金。此外,医院也会将闲置资金对外投放,以获取投资收益。总体上,医院资金占用主要在流动资产、固定资产和无形资产三方面。

第三,资金分配。医院在提供医疗服务过程中会产生结余,这表明医院资金使用效益的增加或取得了经营收益。医院有了收支结余,就要进行分配,首先要按照规定计提职工福利基金,剩余部分转入事业基金,作为医院积累用于医院发展。

(二)医院的财务关系

医院的财务关系是指医院在财务活动过程中与各有关经济利益集团之间的关系。医院在提供医疗服务的过程中与各方利益集团有着广泛而密切的联系,这些联系主要表现在以下7个方面。

1.医院与所有者之间的财务关系——所有者即投资人

医院的投资人主要有国家、法人单位、个人和外商。我国医院以公立医院为主,政府是公立医院的唯一所有者,医院与所有者之间的财务关系,其实质是政府与医院的资金分配关系。一方面，政府为了保证医院开展医疗业务活动和完成工作任务的资金需要，通过财政预算对医院实行拨款。政府对医院财政拨款，有经常性事业补助和专项补助。此外，医院还可从财政部门取得财政周转金，定期使用，到期还本并支付占用费等。另一方面，医院在遵守国家有关方针、政策、法规和制度的前提下独立经营，对国有资产拥有使用权，并接受有关部门的管理和监督。

随着社会主义市场经济体制的确立，我国民营医院得以发展。民营医院的投资者主要包括法人单位、个人，还有外商。民营医院的所有者按照投资合同、协议、章程的约定履行出资义务，形成民营医院的资本金。民营医院利用资本金进行经营，并按照出资比例或合同、协议、章程的规定，向其所有者分配利润。

医院与所有者之间的财务关系，体现了所有权的性质，反映了经营权和所有权的关系。

2.医院与金融单位之间的财务关系

医院除利用所有者投入的资金开展医疗活动外，还要借入一定数量的资金，以满足经营中的资金需求。医院与金融单位之间的财务关系，主要是指医院与银行之间的存款、贷款和结算关系。医院为了业务需要有时向银行借款，按规定还本付息；同时，医院将资金周转过程中暂时闲置的货币资金存入银行，可随时提用，并定期取得利息；医院对外的一切结算，除按规定使用现金外，都应通过银行转账结算。

3.医院与主管部门、主办单位、社会保障部门之间的财务关系

医院与主管部门、主办单位之间的财务关系，主要是指主管部门或主办单位拨给医院补助，医院因药品超收上缴给主管部门或主办单位应缴超收款。医院与社会保障部门之间的财务关系，主要是指医院交给社会保障部门职工的医疗保险金、失业保险金、养老保险金等。

4.医院与其他单位之间的财务关系

医院与其他单位之间的财务关系，主要是指医院从市场购买有关商品，以及接受有关技术和劳务，需要支付相应的款项；医院向其他单位提供劳务服务，按规定应向这些单位收取相应的款项，形成医院与其他单位之间的资金收付的财务关系。

5.医院与患者之间的财务关系

医院与患者之间的财务关系，主要是指医院向患者提供医疗服务而收取一定的费用，患者因接受医院提供的服务或产品而应支付相应的费用，形成医院与患者之间的财务关系。

6.医院内部各部门、各科室之间的财务关系

医院内部各部门、各科室的财务关系，主要是指医院内部各单位之间在提供医疗服务过程中，相互提供产品或劳务所形成的经济利益关系。医院为了保证开展业务工作的资金需要，按照预算将资金在内部各部门、各科室之间进行分解，并对其经济活动进行管理和监督。在实行内部经济核算的条件下，医院内部各部门、各科室之间相互提供产品或劳务要进行计价结算，产生了资金使用的内部结算与利益分配关系等。

7.医院与职工之间的财务关系

医院与职工之间的财务关系，主要是指医院在向职工支付劳动报酬的过程中所形成的经济利益关系。医院按照职工提供的劳动数量和质量而支付工资、补助、其他工资，以及办理各种欠款的结算。

二、医院财务管理的内容

医院财务管理，是进行医院财务各项工作和协调医院各种财务关系的重要经济管理活动形式，是一家医院生存与发展的基石。主要内容涉及筹资管理、投资管理、资产管理、运营管理、利润分配管理等。目前，国内的医疗卫生事业是一项社会公益性事业，医院是医疗卫生服务的主体，财务管理具有一定的突出特点。

医院不像公司一样输出制造产品，但是医疗服务离不开大量的人、财、物方面的资源，医院管理离不开财务管理。财务管理对医院的医疗服务，以及其他运营活动具有直接引导和内部控制作用，要想医院取得效益最大化，就需要利用合理的财务管理作为重要保障。

三、医院财务管理的特征

财务管理是随着商品生产和商品交换的发展而不断发展起来的，最初萌芽于15、16世纪，伴随着地中海沿岸的城市商业发展而出现；形成于19世纪中后期，股份公司的发展使财务管理从企业管理中分离出来，成为一种独立的管理职能；发展于20世纪，尤其"二战"后，随着企业生产经营规模的不断扩大，生产经营活动日益复杂，人们越来越感觉到财务管理的重要性，其理论与方法也得到了令人瞩目的发展和完善。任何一个社会组织开展经济活动时都必须组织财务活动、处理财务关系，因此财务管理已成为包括企事业单位、政府机构，以及其他社会团体和组织实施管理的一项重要经济管理工作。

医院财务管理是根据医院业务经营目标的需要，按照医院资金运动规律，组织医院财务活动、处理医院同各方面财务关系的一项经济管理工作，是医院管理的重要组成部分。

医院财务管理区别于医院的其他管理，其特征如下。

首先，它是一种价值管理。财务管理是对医院医疗服务过程中的价值运动所进行的管理，它利用收入、支出、结余等价值指标，来组织医院医疗服务过程中价值的形成、实现和分配，并处理这种价值运动中的经济关系。

其次，它是一项综合管理。医院各项医疗服务活动的进行均伴随着医院资金的收支，财务管理的触角必然就要伸向医院医疗活动的各个角落。每个部门都会通过资金的收付与财务管理部门发生联系，每个部门也都要在合理使用资金和组织收入方面接受财务管理部门的指导，受到财务管理制度的约束。医院所有医疗活动都反映为资金运动，财务管理是对资金运动的管理，因此其管理范围涉及医院的人、财、物各个方面，是一项综合性管理工作。

医院财务管理是按照医院资金的运动过程，对资金的筹措、运用、分配和回收，进行科学有效的计划、组织与控制。根据现行《医院财务制度》的要求，医院财务管理的基本内容包括筹资管理、流动资产管理、固定资产与无形资产管理、对外投资管理、成本费用管理、收入管理、结余及其分配管理、财务分析、财务预算管理等。随着理财环境的变化，医院财务管理的内容也会随之发生改变，医院重组财务管理、医院人力资本财务管理等问题已经引发了理论界和实务界的探索与思考，必将纳入医院财务管理的内容中来。

第二节　医院财务管理的职能和原则

一、医院财务管理的职能

任何事物都有一定的职能(功能)。由事物本身的特征所决定的固有的职能称为基本职能，随着事物的发展，人们为了更有效地实现预期目的，基本职能就派生出一些新的职能。就财务管理而言，职能是指财务管理所具备的职责与功能，由财务管理的对象和内容决定。财务管理的基本职能是组织职能。随着财务活动的日益复杂，一些新的职能逐渐从组织职能中派生出来。因此，财务管理的职能主要包括财务预测、财务决策、财务计划、财务组织、财务领导、财务控制及财务分析、评价与考核等。医院通过对这些职能的有效运用，来实现财务管理的目标。

(一)财务预测

财务预测就是在认识财务活动的过去和现状的基础上，发现财务活动的客观规律，并据此推断财务活动的未来状况和发展趋势。预测表现在正确掌握未来财务活动的不确定因素和未知因素，为决策提供信息，形成可行性方案，以建立恰当的财务管理目标。财务预测既是财务管理的一项重要职能，也是决策、编制执行计划的前提和重要手段。医院财务预测要根据医院内部和外部的各种财务信息，对医院财务活动的趋势进行科学的预测与估计，包括医院事业发展的各种内外因素、医院市场需求、医疗价格调整趋势的预算等。财务预测不能脱离各项业务预测，但也绝非各项业务预测结果的简单拼凑，而是根据业务活动对资金活动的作用与反作用关系，将业务预测结果进行合乎逻辑的综合。

(二)财务决策

财务管理效果的优劣，很大程度上取决于财务决策的成败。决策建立在预测的基础之上。根据财务预测的结果，采用一定的决策方法，就可以在若干备选方案中选取一个最优财务活动方案，这就是财务决策。财务决策是财务管理的核心。财务预测是为财务决策服务的，财务计划是财务决策的具体化。简言之，财务决策是正确掌握和动用财务管理权的过程。医院的财务决策包括财务活动的组织与管理、资金的筹措与安排、资金流向的审查与控制、财务成果考核与分配等的选择与决定。

(三)财务计划

财务决策仅仅解决了财务活动方案的选择问题，但并不能保证财务目标的实现。为了实现既定的财务目标，财务活动就必须按照一定的财务计划来组织实施。当通过财务决策选定了财务活动方案后，就应该针对所选方案编制具体的财务计划，如果完成了计划，也就实现了财务目标。正确地编制财务计划，可以提高财务管理的预见性。医院财务计划大体上包括投资决策计划、流动资金计划、固定资金计划、业务收支计划等。它们是医院筹集、使用、分配资金的具体执行计划。在实际工作中，这些计划往往将分别编制为年度计划和季度计划，以便更好地组织实施。

（四）财务组织

财务组织职能，是指为了完成财务计划目标，合理组织财务管理活动中的各个要素、各个环节和各个方面，从上下左右的相互关系上，进行合理的分工与协作，科学合理地组织成一个整体，对财务活动进行协调有序的管理。财务组织职能主要表现在以下5方面。

（1）建立合理的组织机构，设置财务处、财务科、财务室等。

（2）按照医院财务管理的需要进行分工，确定各部门、各科室的职责范围，建立责任制，明确各部门或有关岗位成员所肩负的任务与相应的权力，使责、权、利紧密结合。

（3）建立财务信息沟通渠道。

（4）确定财务管理方式，如统一领导、分级核算、归口管理等。

（5）正确地选择和配备财务管理人员，做好培训、调配、考评、奖惩等工作，以保证财务管理组织的需要，并充分调动财务管理组织和人员的积极性。

（五）财务领导

财务领导职能也称财务指挥职能，它是指财务领导者与财务管理人员根据财务管理目标和财务决策的要求，运用组织权力和适当手段，指导和监督下属财务管理机构和人员实现决策目标的一种管理职能，主要包括财务指挥职能与财务协调职能。财务指挥职能是指按计划的要求人们完成所分配任务的一种管理功能。财务指挥职能保证计划得以执行，组织得以运转。财务指挥职能发挥作用的过程，实际上就是财务管理人员在一定组织形式下，领导人们具体地执行财务计划的过程。财务协调职能是指消除医疗服务过程及财务管理过程中各部门之间的不和谐现象，以加强相互间的配合能力，实现按财务总目标的轨道同步发展的一种管理功能。

（六）财务控制

财务控制职能，是指按照财务计划目标和确定的标准，对医院任何活动进行监督、检查，并将财务活动的实际成果与财务计划目标对照，发现差异，找出原因，采取措施纠正财务计划执行中的偏差，以确保财务计划目标的实现。在财务计划组织实施的过程中，由于主客观两方面的原因，财务活动的实际进展与计划要求可能会发生差异，对于这种差异，如果不加以控制，就不能保证完成财务计划。从广义上讲，财务控制包括事前控制（预测）、事中控制和事后控制（分析）；从狭义上讲，财务控制是指事中控制。本书中采用的是狭义概念。医院财务控制系统由确定财务控制目标、建立财务控制系统、财务信息传递与反馈、纠正偏差四个方面组成。

从一般意义上讲，管理职能的目的是使管理对象成为和谐的有机体，无论是计划、组织、领导还是控制都应体现协调。这是由管理对象的客观要求决定的。

（七）财务分析、评价与考核

财务分析是事后的财务控制。财务分析是将医院财务活动的实际结果与财务计划或历史实绩等进行比较，分析存在的差异及其产生的原因，从而为编制医院下期财务计划和之后的财务管理提供一定的参考依据。

财务评价以财务分析为基础，是为了说明财务绩效的优劣及其程度。财务评价通常以财务计划或财务实绩、同行业平均先进水平为评价依据。

财务考核就是对一定责任主体（部门或个人）的财务责任完成情况进行考查和核定。财务考核的目的是贯彻责任与利益的统一,从而促进各部门和个人更好地完成所承担的财务责任。

在新医改的政策和条件实施背景下,医院的财务管理流程和制度都进行了调整并得到了相应的实施。随着医改政策的不断深入,医院对经济绩效的财务考评也在逐步加深,因此医院的财务管理部门的责任和压力不断提升。医院的财务管理部门要积极适应此种变化,除了要做好基础的日常财务管理工作外,还要完善工作内容,积极应对医改带来的职能转变。注重财务管理中的信息系统建设,并与医院的管理系统保持兼容性,注重管理的效率和结果,建设一体化系统,让财务管理通过预算、核算、决算等多个环节加强分析能力;让财务部门能够与其他科室主动地建立沟通渠道;让资金管理更加安全。因此,加强财务管理人员的职能转变就是要加强知识的更新与迭代。

二、医院财务管理的原则

原则不是研究的出发点,而是它的最终结果;这些原则不是被应用于自然界和人类历史,而是从它们中抽象出来的;不是自然界和人类去适应原则,而是原则只有在符合自然界和历史的情况下才是正确的。财务管理的原则也是如此,它是从理财实践中抽象出来的并在实践中证明是正确的行为规范,是财务管理必须遵循的准则。医院财务管理的原则,是由医院的性质及其组织管理的要求所决定的,是组织医院经济活动、处理财务关系的准则。医院财务管理应遵循以下四项原则。

(一)资金合理配置原则

资金合理配置原则,就是通过资金活动的组织和调节,来保证各项物质资源具有最优化的结构比例关系。医院财务管理是对医院全部资金的管理,而资金运用的结果则形成医院各种各样的物质资源。按照系统论的观点,组成系统的各个要素的构成比例,是决定一个系统功能状况的最基本的条件。系统的组成要素之间存在着一定的内在联系,系统的结构一旦形成就会对环境产生整体效应,或是有效地改变环境,或是产生不利的影响。医院的各项财务活动也构成一个系统,财务活动开展需要占用资金,资金配置合理,物质资源构成比例适当,就能保证医疗服务活动顺畅运行,否则就会危及医院财务活动的协调,甚至影响医院的兴衰。

医院财务管理从筹资开始,到资金收回为止,经历了资金筹集、投放、收回、分配等几个阶段。只有把资金按合理的比例配置在医院医疗服务的各个过程中,也就是从财务角度合理地安排医院各种资金,才能实现医院物质资源的优化配置。资金合理配置是医院持续、高效发展必不可少的条件。

(二)收支积极平衡原则

收支积极平衡原则,就是要求资金收支不仅在一定时间内总量上平衡,还要在每一个时点上实现协调平衡。资金收支在每一个时点上的平衡性,是资金循环过程得以周而复始进行的条件。财务管理的过程就是追求平衡的过程,如果不需要平衡,也就不需要财务管理。只有实现了财务收支的动态平衡,才能更好地实现财务管理的目标。

资金收支平衡不能采用消极的办法来实现,而是要积极地坚持量力而行和尽力而为相结合的原则。量力而行,就是要尊重客观经济规律,从医院实际经济状况出发,充分考虑财力,把有限的资金投入到急需的地方,而不能不顾医院的实际情况,凭主观意志办事,违反客观经济规律，勉强去办一些超出医院经济承受能力的事。尽力而为，就是在财力许可的范围内，充分发挥人的主观能动性，分清轻重缓急，统筹安排资金，合理使用各项资金，努力挖掘各方面的潜力，发挥有限资金的最大效益。量力而行与尽力而为是辩证统一的，医院事业的发展既要量力而行，又要尽力而为。

（三）利益关系协调原则

医院财务管理在组织资金运动过程中，同各有关方面发生密切的经济联系。利益关系协调原则就是在财务管理中利用经济手段协调国家、医院、员工、患者、往来单位、内部各部门等的利益关系，维护各方的合法权益。

医院是具有一定政府福利职能的公益性事业单位，是非营利性经济组织，根本目的是不断提高全民健康素质，保障国民经济和社会事业的发展，以社会效益为最高原则。医院财务管理要在法治轨道上运行，要自觉维护国家的利益，顾全大局。但在讲求社会效益的同时，医院财务管理还要兼顾单位经济利益，讲求经济效果，要充分利用医院现有的人力资源、物力资源、财力资源，最大限度地满足社会医疗需求。在处理医院与职工之间的关系时，要坚持社会主义按劳分配制度，多劳多得，优劳优得，效率优先，兼顾公平，既要防止片面强调单位和个人利益，忽视国家利益的现象，又要防止单纯强调国家利益，忽视单位和个人利益的现象。医院对债权人要按期还本付息，与其他单位之间要实行等价交换，医院内部各部门之间要划清责、权、利。总之，医院在处理各种财务关系时要遵守国家法律，认真执行政策，保障有关各方应得的利益。在经济生活中，个人利益和集体利益、局部利益和全局利益、眼前利益和长远利益也会发生矛盾，而这些矛盾往往是不可能完全靠经济利益的调节来解决的。在处理物质利益关系时，一定要加强思想政治工作，提倡照顾全局利益，防止本位主义、极端个人主义。

（四）实行预算计划管理的原则

医院的全部财务活动（包括一切收支）都要编制预算计划，实行计划管理。正确编制单位预算计划，可以有计划地组织单位的财务活动，保证各项业务的顺利进行。医院预算计划的编制，既要参照前期的执行情况，又要考虑计划期内的各种有利和不利因素，使预算计划具有先进性、科学性和可行性。在执行过程中发生重大变化时，要对原预算计划按规定的程序进行调整，以正确指导单位的业务活动和资金运动。

第三节　医院财务管理的方法

财务管理方法是指为了实现财务管理目标、完成财务管理任务，在进行理财活动时所采用的各种技术和手段。具体而言，医院财务管理的方法是财务管理人员针对医院经营目标，借助经济数学和电子计算机的手段，结合医院财务管理活动的具体情况，对医院资金的筹集、医疗资金的投入、成本费用的形成等医院业务经营活动进行事前、事中、事后管理所采用的专门方法。它是财务人员完成既定财务管理任务的主要手段。

财务管理方法一般可分为定性方法和定量方法两大类。定性方法，是指依靠人的主观经验、逻辑思维和直观材料进行分析、判断，并开展管理活动的方法。定量方法，是指依据财务信息和其他有关经济信息，运用一定数量的方法或借助于数学模型进行计算，从而求得管理方式、措施的答案。二者在财务管理过程中都不可缺少、不可偏颇。

一、财务预测方法

财务预测是根据有关财务活动的历史资料，依据有关条件和未来发展趋势，运用数学模型，对未来财务活动状况可能达到的数额和发展趋势所进行的预计和测算。医院进行财务预测首先要明确预测的对象和目的，然后通过收集和整理有关信息资料，进而选择适合的预测方法进行预测。医院定量财务预测的方法一般包括趋势预测法和因果预测法。

(一)趋势预测法

趋势预测法又称时间序列法，是指按照时间顺序排列历史资料，根据事物发展的连续性，预测今后一段时间事物发展趋向和可能达到的水平的一种方法。这种方法较为简单，具体包括算术平均法、移动平均法、指数平滑法、直线回归趋势法、曲线回归趋势法等。

(二)因果预测法

因果预测法是根据历史资料，并通过足够的分析，找出要预测的因素与其他因素之间明确的因果关系，建立数学模型进行预测的一种方法。这种方法的关键在于只有合理地找出变量之间的因果关系，才能科学地进行预测。因果预测法中的因果关系可能是简单因果关系，也可能是复杂因果关系。如挂号费收入与门诊人次呈简单因果关系，而药品收入则与就医人次、药品价格等呈复杂因果关系。

二、财务决策方法

财务决策是为实现财务管理总体目标，在医院内部条件和外部环境分析的基础上，根据预测结果，在众多可供选择的方案中选择一个最理想方案的过程。常用的财务决策方法包括优选对比法、数学微分法、概率决策法等。

(一)优选对比法

优选对比法是把各种不同的方案排列在一起，按照一定标准进行优选对比，进而做出决策的方法。如医院在进行长期投资决策时，可把不同投资方案的净现值，内含报酬率、现值指数等指标进行排列对比，从而选择出最优方案。

(二)数学微分法

数学微分法是根据边际分析原理，运用数学上的微分方法，对具有曲线联系的极值问题进行求解，进而确定最优方案的一种决策方法。如医院在进行最优资本结构决策、现金最佳余额决策、存货经济批量决策时都需运用数学微分法。

(三)概率决策法

概率决策法是进行风险决策的一种方法，在未来情况虽不十分明了，但与决策相关的各因素的未来状况及其概率可以预知时，采用的一种决策方法。医院的许多财务决策都存在着风险，因此必须用概率的方法来计算各个方案的期望值和标准差，进而做出决策。

三、财务计划方法

财务计划是以财务决策为依据，具体落实一定时期财务总目标和指导财务活动的行动纲领。医院财务计划就是医院对其一定计划期内以货币形式反映的各项业务活动所需资金及其来源、财务收入与支出、财务结余及分配进行的安排。常用的财务计划编制方法包括平衡法、比例法和定额法等。

（一）平衡法

平衡法是指在编制财务计划时，利用指标客观存在的内在平衡关系，计算确定指标计划数的一种方法。如医院在确定一定计划期期末现金余额时，可利用公式：

期末现金余额＝期初现金余额＋本期增加额－本期减少额

平衡法的优点是便于分析计算，工作量不大，结果比较准确明了。但平衡法只适用于具有平衡关系的计划指标的确定，并且不能遗漏每一因素指标，计算口径要一致。

（二）比例法

比例法又称比例分析法，是指在编制财务计划时，根据医院历史已经形成而又比较稳定的各项指标之间的比例关系计算计划指标的方法。如在推算医院某部门一定时期的资金占有量时，可根据该部门以前各期资金量占业务收入的平均比例和计划期业务收入的预测数据加以确定。这种方法计算简便，但所使用的比例必须恰当，否则计算结果容易出现偏差。

（三）定额法

定额法又称预算包干法，是指在编制财务计划时，以定额作为计划指标的一种方法。在定额基础比较好的医院，采用定额法确定的计划指标不仅切合实际，而且有利于定额管理和计划管理相结合。但应注意要根据实际情况的变化及时修订定额，才能使定额切实可行。

四、财务控制方法

财务控制是指在财务管理中，利用有关信息和特定手段，对财务活动施加影响或调节，以实现财务计划所规定的财务目标。随着经济改革的不断深入发展，我国社会经济水平得到了迅速提升，人们的生活水平及生活质量也得到了较大改善，人们开始追求高品质的生活。目前，人们越来越注重自身的健康状况。我国社会不仅对医疗卫生服务的需求量越来越大，而且对医疗卫生服务的质量、水平及效率有了更高的要求。再加上我国医疗卫生事业趋于开放式运转，医疗行业的竞争也日渐激烈。医院要科学、准确、合理地掌控医院财务会计内部控制管理的环境、活动、信息及风险等各种要素。医院实施财务会计内部控制管理，第一，可以从宏观上统筹财务会计所涉及的要素，对各要素之间的连接关系进行优化，充分发挥医院财务会计内部控制管理的整体效能；第二，还能提升医院的综合竞争力，科学有效地应对外来挑战，确保医院能持续健康地发展；第三，还可以全面提升医院财务会计工作的实效性、准确性及完整性，能及时给医院决策部门及主管单位提供准确完整的材料，便于医院决策部门及主管单位制定、调整及完善相关决策，引导我国医疗卫生事业朝着健康的方向发展。

医院财务控制包括以下几项工作，一是制定控制标准，将标准分解到各科室或个人，便于日常控制;二是执行标准,确定控制方法,主要采用实耗指标、限额领用、限额支票等方式;三是对计划指标同实际完成情况及时对比并分析原因,调整实际财务活动或调整财务计划,以消除差异或避免再出现类似差异;前馈性财务控制的方法主要有计划控制法、目标控制法、定额控制法、ABC 分析法等。反馈性财务控制的方法主要有差异分析法、敏感性分析法等。

五、财务分析方法

财务分析,是指对一定时期内财务系统运行状况进行全面的分析研究,了解财务计划的完成情况,评价财务状况,研究和掌握财务活动的规律,改善财务预测、决策、计划和控制,以提高医院管理效率的一项工作。财务分析的方法有比较分析法、因素分析法、动态分析法、平衡分析法、图表分析法等。

财务分析还可以采用综合分析法。综合分析法就是把有关财务指标和影响医院财务状况的各种因素都有序地排列在一起,综合分析医院财务状况和经营成果的一种方法。任何单一指标、单一因素都不能全面评价医院的财务状况及发展趋势,只有进行综合分析,才能对医院财务状况做出全面、系统的评价。

财务分析作为医院高质量发展的重要举措,直接关乎行业能否健康可持续发展。其中财务分析的方法有很多种,这就要结合实际状况选择适合的分析方法及评价指标体系,才能够为其他经济活动发展带来数据支持。最重要的是能够通过财务分析解决财务管理中存在的问题,以及确保各项管理工作能够顺利、有序开展。

(一)比较法

当前,医院财务分析方法比较多,其中比较法是常用的一种,它也是财务分析中最基本的一种方法,也是管理人员常用的一种方法。随着医疗卫生行业的发展,人们也开始注重财务分析,这直接关乎行业能否健康可持续发展。比较法主要是将医院现有的财务报表与实际数据相对比,进而找出彼此之间的差异,同时对产生差异的原因进行深入分析,分析之后应采取有效的对策解决问题。这样才能不断提高医院财务分析的工作质量,为后续经济活动顺利展开奠定基础。

(二)因素法

因素法不同于比较法,它是通过分析数据了解财务管理过程中所面临的风险因素,进而寻找有效的解决方法,并推动财务管理工作顺利展开。同时,相关工作人员也要提高自身工作能力,要明确各个因素的变化,这样才能够利用因素法提高财务分析的工作质量。最重要的是要明确主次因素,明确之后应先从主要因素进行处理,随后再进行次要因素处理,充分发挥因素法在财务管理中的价值。

(三)比率法

目前,比率法也是当前医院财务分析过程中常用的一种方法,该方法主要是指在相同财务报表不同项目之间进行有效对比,随后计算出财务比例,并根据比例评定医院财务状况。比率法又分为 2 种,分别是相关比率以及构成比率,每一种方法都有着不同的作用。比如,相关比率能够通过数据分析得出医院目前短期债务偿还能力。而构成比率则可以分析出医院当前财务管理过程中各项经济活动内容上的变化,随后制定可行方案加强对各项经济的管理,并发挥财务分析方法的价值,这也有助于提高财务管理质量。

（四）趋势法

随着医院内部组成结构发生变化，财务管理工作难度系数也逐渐提高，可以采取有效方法对财务展开深入分析，而趋势法是现代医院发展过程中常用的一种方法。它主要是指对医院内部一系列财务指标或者报表进行有效分析，进而了解实际财务状况及经营状况。而对于存在的问题也能够及时进行预测，并采取有效的处理方法，这有助于促进医院的健康可持续发展。除此之外，趋势法不同于其他方法，能够为医院经济发展带来很多便利，可以说是财务分析方法中最具实用性的一种方法。

第六章　医院成本核算与管理

成本核算是指对生产费用发生和产品成本进行的核算，是成本会计的核心内容。作为企业管理的一种方法，它最先在工业企业管理中广泛应用。从 19 世纪末，泰勒的科学管理，通过标准成本以进行有效的成本控制。20 世纪 20 年代美国威廉姆斯通过对成本构成诸因素的特性研究来预测成本和利润。随着管理科学的发展，成本会计的内容与功能由早期的单纯计算产品成本，逐渐发展成为对企业经营活动过程中所发生的各种成本，有组织地进行成本核算、成本预测、决策和计划、成本控制、成本分析和考核等一系列的工作。成本会计的目的在于在保证质量前提下，挖掘降低成本的潜力。

第一节　医院成本核算与管理概述

一、医院成本核算的目的与意义

医院实行成本核算的目的是准确、及时地计算医院的成本费用消耗，客观反映不同成本对象成本费用的变化，分析影响成本费用变化的因素，从而有效地控制成本，为科学管理提供依据。

对医院而言，成本核算是一种科学有效的经济管理方法，可让医院了解实际的成本费用消耗和各成本对象的变化情况和影响因素，促使医院管理人员采取相应措施，控制成本费用；同时提高医院全体员工的成本意识、节约能耗、降低成本，改善医院经济管理状况。此外，准确及时的成本核算建立在健全的成本核算数据收集和分析系统的基础上，因此，成本核算可以考核医院财务状况的完善程度，反映医院管理运行状况。

对卫生行政管理部门而言，医院的成本核算可反映卫生事业费用的使用情况和卫生服务系统运行绩效，为科学合理地配置卫生资源、合理定价、合理补偿提供参考依据。

二、医院成本核算的任务

医院成本核算主要包括计划管理、组织核算、协调运营、监督检查、反馈评估五大任务。

计划管理是指医院成本核算管理需结合实际情况，总结、分析和预测医疗服务市场和医院经济的运营情况，制定医院年度收支计划；医院可根据事业计划和工作任务编制年度预算，以预算为依据，对医院各项业务活动进行管理和监督。

组织核算是指医院应严格按照国家财务会计制度的原则和要求，规定相应的成本项目、建立健全各项规章制度，明确各级、各部门成本管理的权限和职责，制定相应的成本管理办法和细则，进行各项目的成本核算。

协调运营是指医院成本核算管理应协调、配合并在业务上指导医院各成本管理部门，做好医院的资产和成本管理工作。

监督检查是指医院成本核算管理应严格执行国家的物价政策和国家有关财务、会计的法规制度，对医院的经济运行和支出活动实行监督检查，发现问题，及时查明原因，制定改进措施。

反馈评估是指医院应定期进行成本核算分析，对医院成本和经济运行情况进行评估，评估结果和成本管理情况及时向医院领导和有关部门反馈；医院可建立成本核算管理的考核与评估指标体系，分析医院成本控制和管理的成效。

三、医院成本核算的概念

（一）医院成本

1.概念

成本是商品经济的产物，它是生产商品和提供劳务等所耗费的物化劳动和活劳动的货币表现，因此成本是商品价值的主要构成部分。

从经济学的角度，医院成本是指医院在提供医疗服务过程中消耗的所有资源的货币总和。在成本概念中有两个要素：一是生产的产品或者提供的服务的单位，二是消耗的货币价值。因此，在成本核算时，首先要确定成本核算对象。由于成本核算对象的不同，有总成本和单元（或单位）成本两个概念。通常总成本是指某个机构或者部门的成本，比如医院总成本、科室总成本等。单元成本是指某个服务单元如门诊人次、住院床日、服务项目的成本。但是，这也不是绝对的，关键看分析的对象，如果我们分析诊次成本及其构成，那么，诊次成本也可以分为总成本和分类成本。

2.分类

根据医疗服务活动的特点和成本管理的要求，同时借鉴成本会计学和西方经济学中成本的分类，可按不同的分类方法对医院成本进行如下分类。

（1）按成本与管理职能联系的分类：按照成本与管理职能的联系，可以分成经营成本、机会成本和社会成本。经营成本是指医院及医院各部门进行医疗服务而产生的实际成本。机会成本是指医院将有限的资源用于某一特定的用途而放弃其他可替代用途可能获得的最大收益。社会成本是指出于医院管理需要而实施的决策所形成的后果，有意或无意地对其他社会部门或整个社会造成损害，社会为消除这些损害而支出的成本。我们通常所指的医院成本是经营成本。

（2）按经营层次分类：按照经营层次，医院成本可以分成医院总成本、科室成本、项目成本和病种成本。医院总成本和科室成本的概念参照经营成本。项目成本、病种成本则是归集医院总成本和科室成本后，按照一定的分摊方法摊派到某一医疗项目或者某一种病种上的成本。

（3）按成本与服务量变动的关系分类：按成本与服务量变动的关系，医院成本可以分成固定成本、变动成本和混合成本。其中，混合成本又可分为半变动成本、半固定成本（阶梯式变动成本)和延期变动成本。固定成本是不随服务量变化而变化的成本,如医院管理人员的工资、医院财产保险费等。变动成本是随服务量变化而变化的成本,当服务量为零时,成本亦为零,如一次性注射器的成本总额随注射人次的增加而增加。半变动成本则通常有一个基数(服务量为零的成本),随着服务量增加,成本在此基础上也随之增加,如医院的水电费、燃料费等。半固定成本是指在某一业务量范围内,成本总额是固定的,一旦超过这一范围成本总额就跳跃到一个新的水平,如此成本是分阶段递增的,而在每一个阶段内其总额是固定的,如医务人员的工资就属于半固定成本。延期变动成本是指在一定的业务量范围内,成本总额固定不变,一旦突破这个业务量的限度,其超额部分的成本就相当于变动成本,如月薪制下的包括加班费在内的医务人员工资。区分固定成本、变动成本、混合成本对于成本分析具有重要意义。一般来说,医院中单纯的固定成本和变动成本较少,通常是混合成本,为了便于计算,通常将混合成本分解成固定成本或变动成本加以处理。

(4)按成本的可追踪性分类:按成本的可追踪性,医院成本可以分为直接成本和间接成本。直接成本是指能够明确追踪到某一既定的成本对象的成本,或者说是特定的医疗服务活动直接相关的支出。该项支出与医疗服务之间有着明确的一对一的匹配关系,理论上科室能直接控制,包括医务人员的基本工资、职工福利津贴、社会保障费、公务费、业务费、卫生材料费、其他材料费、药品费、修缮费、购置费等。间接成本是指与医疗服务相关但关系松散的支出,不能直接追踪到某既定的成本对象的成本。它包括医院行政、后勤和辅助部门的各项支出,以及职工教育费、咨询诉讼费、坏账准备、科研费、报刊费、利息支出、银行手续费、汇兑损益等。

(5)其他分类:另外,还有平均成本和边际成本,实际成本和标准成本的分类。平均成本为总成本分配到总服务量上所得到的平均值;边际成本是指多提供一单位医疗服务所需要增加的支出。实际成本是医院提供医疗服务过程中实际发生的支出,标准成本是以现有的平均技术水平、服务能力和应用条件为前提,测算出医疗服务项目的标准的、最适度的支出。

(二)直接成本科室和间接成本科室

为了成本核算的需要,一般将医院科室划分为直接成本科室和间接成本科室两类。直接成本科室,又称项目科室,指直接为患者提供服务的科室,包括各临床、医技和手术科室等。间接成本科室,又称非项目科室,是指直接为项目科室提供服务而间接为患者服务的科室,如行政、后勤科室、辅助科室等。

(三)医院成本核算

1.概念

医院成本核算是指对医院一定时期内实际发生的各项成本费用进行完整、系统地记录、归集、计算和分配,根据医院业务活动特点和管理要求,按照医院医疗活动的不同对象、不同阶段、不同项目,作出有关的账务处理,计算总成本和单位成本,以确定一定时期内的成本水平,并加以控制和考核,为成本管理提供客观真实成本资料的一种经济管理活动。

医院成本核算时,通常将成本分成 6 大类:①劳务费,指医院职工直接或间接为患者提供医疗服务所获得的报酬,包括职工的基本工资、补助工资、其他工资、福利奖金、社会保障费等。②公务费,包括办公费、差旅费、邮电费、公杂费等。③卫生业务费,是维持医院正常业务所消耗的费用,包括水、电、燃料费和设备维护费、印刷费、动物饲养费、科研费、其他业务费等。④卫生材料费,包括各部门在开展业务活动中领用的各项卫生材料费,包括化学及生物制剂、敷料、感光材料等。⑤低值易耗品损耗费,指那些货币价值较低、使用周期较短(往往一次性的)的物品,它们的成本一般用支出费用计算,如乳胶制品、注射器、玻片等。⑥固定资产折旧及大修理费,包括房屋、设备、家具、被服等各种固定资产的折旧费用和大修理费用。

医院成本分类也有继续细分成若干小类的,但不管怎样分类,总的一个要求就是要尽量做到既不遗漏又归纳合理。

理论上,并非医院发生的所有费用都能计入医院成本。费用对象化后,才能形成成本,只有与获取收入相对的费用才能进入成本。因此,下列费用不得列入医院成本:各种资本性支出不能进入成本,如应在专项资金、专用基金中列出的修缮费和购置费;支付医疗责任事故的赔偿费用;捐赠支出;支付各种灾害损失的费用;患者欠费减免部分;在专用基金中列支的各种集体福利性支出。

2.核算层级

医院成本核算通常分为 3 个层级。一级核算是以医院为核算对象,核算内容为医院总消耗,分为医疗服务总成本和药品总成本。医疗服务成本用于反映医院的收支情况和经济管理水平。二级核算是以科室为核算对象,核算内容为科室各类消耗支出,用于求得科室总费用。其中直接成本科室的医疗服务总成本为该成本科室的直接医疗服务成本与各间接成本科室分摊而来的成本之和。科室成本核算是医疗项目成本核算和病种核算的基础。三级成本核算是以医疗项目或病种为核算对象,在科室成本核算的基础上,科学地归集和分配床日成本、项目成本和病种成本。

第二节 医院成本控制

医院成本控制在医院成本核算理论和实践中占有十分重要的地位,它是医院经济管理最为重要和极为有效的手段之一。通过设立标准成本,揭示成本差异,对成本控制业绩进行审核和评估,从而实现成本控制。本节我们将主要介绍医院成本控制的基本内容以及成本控制三大环节中的标准成本的建立、成本差异的揭示与分析以及成本管理业绩考核。

一、概述

(一)基本概念

医院成本控制是指在医院经济管理活动中,运用以成本会计为主的各种方法,预设标准成本和成本限额,按标准成本和限额开支成本及费用,以实际成本与标准成本、成本限额比较,衡量医院经济管理活动的成绩和效果,从而纠正不利的成本差异,以达到降低成本、提高效率的目的。

(二)成本控制的基本方法

成本控制的方法主要有两种:标准成本法和定额成本法。标准成本法于 20 世纪 20 年代首创于美国。这种方法的基本内容是:通过事前的调查研究,科学地制定标准成本,据以进行成本控制;在生产经营过程中,将实际发生费用与标准成本之间的差异及时进行反馈和分析,以便进行成本控制,促使标准成本的实现。这种方法将成本计划、控制、核算和分析有机地集合在一起,将单纯的事后成本发展为事前计划、事中控制、事后计算的完整过程。在20世纪50年代中期,我国一些大型机械工业企业开始引进这种方法,并逐渐在我国推广。这种方法的基本原理是:在实际费用发生时,将其划分为定额成本和定额成本差异两部分来汇集,并分析差异产生的原因,反馈到管理部门,及时予以纠正。月终以定额成本为基础,加减所汇集和分配的定额成本差异,就得到实际成本:定额成本±定额成本差异=实际成本。由于这种方法是在费用发生的同时,及时揭示了实际费用与定额的差异,这就将事后成本计算,发展成了事中成本控制。标准成本法与定额成本法并没有本质区别,只是在具体方法上有些差别,在实际运用中常会将两者综合使用。

要管理好一个医院或者一个部门,管理者还应当考虑以下几个问题。

(1)在工作和管理过程中,哪些环节是控制成本的关键?

(2)哪些是服务效率较高和收益较大的部门或者服务?

(3)上述哪些环节或者部门对机构实现预期目标影响最大?

(4)如何改善工作和有效地进行成本控制?

(5)要达到成本控制的目标采取的措施有哪些?

(6)达到目标需要的成本信息及其他资源是什么?

(7)如何评价和监督达到目标的过程?

(三)成本控制的基本要求

1.强化成本管理理念,增强成本控制意识

现代成本控制提出了一些崭新的经营思想和成本经营模式,要求医院更新观念,从过去成本意识观念淡薄,转向注重经济管理,在讲求社会效益的同时讲求经济效益。通过管理要效益,通过管理促效益,通过管理增效益,并且要实行全员、全方位、全过程的管理,建立和完善经济责任制,强化职工的成本费用观念,充分调动广大职工降低成本的积极性和自觉性,并落实在实际的工作中。

2.建立和完善成本分析和控制的组织保证

成本控制涉及面广、工作量大、环节多,要保证其良好的运作,必须建立健全内部成本控制的组织保证体系。医院成本控制的组织保证体系可根据管理职能分成决策、管理、执行3个层次。决策层是将医院的经营决策与成本决策有机结合,以制定最优目标成本;管理层是从各自管理职能作用出发,对成本管理提出实施意见,采取保证措施,并对实施情况进行协调、监督和控制;执行层是按照总体目标的要求确定各自的成本控制目标,并逐级分解到科室和个人,制定措施,保证成本目标的实现。

3.建立健全成本控制的跟踪监督信息系统

对成本控制过程各个环节,包括目标成本的设定、实际发生成本的收集和统计分析、成本控制措施的制定和评估等,均取决于信息是否准确、信息传递是否及时通畅、成本控制保证系统的各级组织和部门对信息的反应是否灵敏。而这些是建立在良好而顺畅的跟踪、监督系统的基础上，并运用信息控制手段，为成本控制提供决策依据。具体来说，成本控制的跟踪监督信息系统的基本任务为：①通过信息的收集整理，对经济活动过程中成本的变化以及变化的因素进行动态跟踪。②针对变化及时作出决断并制定改进措施，从而尽可能地控制成本升高的因素。③分解大目标，落实小任务，从而达到成本控制的目的。

4.强化成本控制的重点基础工作

成本控制的重点基础工作包括以下几个方面：①实行标准化管理，建立成本控制工作程序，使成本控制目标更明确，责任更分明，并能动态地不断优化成本控制流程。②对标准成本和定额成本实行动态管理，根据实际情况和机构的管理目标不断修订。③完善医院的成本控制制度，使工作制度化、长效化、规范化。④积极改良管理方法和技术，提高成本分析和控制的能力。

二、成本控制标准的建立

建立控制标准是医院成本控制过程的首要环节，是日后进行成本差异揭示和成本监察考核的基础。通常认为医院预算是成本控制的依据，可以充当控制标准，但是大多数医院的预算由于较为笼统，而成本控制标准要求具体到每一项活动上，因此医院预算常常难以满足成本控制标准的要求，目前较为常用的建立医院成本控制标准的依据是标准成本，以下将简单介绍标准成本的概念以及设定方法。

（一）概述

标准成本是通过精确的调查、分析与技术测定而制定的，用来评价实际成本、衡量工作效率的一种预计成本。在标准成本中，基本上排除了不应该发生的“浪费”，因此被认为是一种要求达到的成本。

根据不同水平的成本目标，制定的标准成本也会有差异，概括来说标准成本主要有3种：理想标准成本、基本标准成本和正常标准成本。

1.理想标准成本

理想标准成本是指现有的医疗技术、仪器设备和医院管理处于最佳状态时的成本。它排除了设备故障、工作停顿等一切失误、浪费，且是在设备和人员处于最佳状态、人们尽最大努力下才能实现的。此标准过于严格，所揭示的成本差异往往无实际意义。

2.基本标准成本

基本标准成本是以某一年的成本为基础制定出来的标准成本，一般制定后多年不变。其优点是使各期成本有一个共同的比较基础。但是，随着医疗技术的发展和医院情况的变化，原有标准会脱离实际，不适应当前或未来的要求。

3.正常标准成本

正常标准成本是指根据目前已经达到的医疗技术水平，以有效地利用现有条件为基础所确定的标准成本。在制定时，考虑了仪器设备故障的时间、医护人员所需停顿以及正常损耗等一些不可避免的不利因素。这种标准成本既体现了成本控制的先进性也考虑了现实性，在实际工作中得到广泛的应用。

（二）制定医院成本控制标准的方法

制定医院成本控制标准的方法多种多样，最理想的方法是通过测算单项医疗服务项目的标准成本、单病种的标准成本或科室的标准成本，来确定成本控制标准。目标管理即以目标为管理根本，一切管理行为以目标设定为始，执行过程目标为指针，结束后以目标的完成状况为评价考核的依据。目标成本是指根据预计可实现的医疗收入额扣除目标结余额计算出来的成本。医院目标成本确定和分解的方法如下。

1.医院目标成本的确定

医院目标成本的计算公式为：

$$目标成本=预计医疗收入额-目标结余额$$

计算目标结余的方法有以下两种。

(1)目标结余率法

$$目标结余=预计医疗收入额\times 同类医院平均结余率$$

有的医院也会使用同行业先进水平的结余率，来预计目标成本。

(2)上年结余基数法

$$目标收益=上年结余额\times 结余增长率$$

这种方法认为未来是历史的延续，应考虑现有基础(上年的结余)，也同时要预计未来的变化(结余增长率)，包括环境的改变和自身的进步。对于结余增长率，有时医院上级主管部门或医院自身会有明确要求。另外，政府对医疗价格的控制政策对结余增长率也会有至关重要的影响。

按上述方法计算出的目标成本，只是初步设想，提供了合理分析问题的起点，它不一定完全符合实际情况，需要对其可行性进行分析。目标成本的可行性分析，是指对初步测算得出的目标是否切合实际作出分析和判断。分析时，主要是根据医院实际成本的变化趋势、同类医院的成本水平，充分考虑医院增产节约的潜力，对某一时期的成本总水平作出预计，看其与目标成本的水平是否大体一致。

2.医院目标成本的分解

分解是指将通过可行性分析之后设定的医院目标成本自上而下按照组织机构逐级分解，落实到每个科室或单位，甚至个人。分解的过程也是一个循环往复、不断修订的过程。比较常用的分解方法有 2 种。

(1)按责任单位和成本内容分解

首先，医院目标成本总额按照责任单位分解。如某科室的目标成本测算公式如下。

$$某科室目标成本=\frac{科室历年成本总额}{全院历年成本总额}\times 本年度全院目标成本总额$$

其次，将科室目标成本按照成本项目所包括的内容分解，如可根据科室历年各种成本项目数据占科室总成本的比例将科室成本分解为固定成本和变动成本；再将固定成本分解为仪器设备的折旧费用、维修费用、工资费用等，将年度目标成本分为季度或月份成本目标，甚至分解为旬或日的成本目标；将变动成本分解为材料费用等。

(2)按提供医疗服务的过程分解

如药品成本,可按药品采购、药品储存、药品销售等过程分解成本,形成每一过程的目标成本。

三、成本差异分析

成本差异是实际成本与某标准成本相比存在的差额。它为成本控制过程中发现问题和解决问题提供了线索。

一般来讲,影响成本的因素主要有3个:投入要素的价格、投入要素的生产率和产出水平。用成本函数表示如下。

$$总成本=P\times\frac{I}{X}\times\frac{X}{Q}\times Q$$

式中,P代表要素投入的价格;I代表要素投入的数量;X代表某产出的服务项目数量(如检查数量、输液数量);Q代表产出数量(如床日数、门诊人次数)。

公式中,P代表要素投入价格对成本的影响,一般要素的投入价格随着时间而上升。对于管理者而言,区别出哪些部分是可以控制或者可以缩减的将十分重要。当某些投入要素价格升高很快,就可以通过寻找替代品,例如使用更廉价的劳动力或者更换服务项目。

I/X代表生产率对成本的影响,生产率指单位服务所需要投入的要素数量,比如每千克衣物耗费的洗衣粉量,或者平均每门诊人次的医师工时。从成本控制的角度看,医疗卫生服务中生产率的测量越来越重要,同时评价生产率也是个较为复杂的问题,如比较一个医院不同时期的生产率时,要将每一时期医疗服务的产出进行调整,使其有可比性。例如,比较不同年份每执业医师住院床日时,首先要把两年的住院日的内涵界定清楚,使住院日服务的强度、技术含量和其他要素在两个时段相一致,这样比较才有意义。

X/Q代表服务强度对成本的影响,单元产出的服务量增加会直接影响到成本,例如,每住院日检查项目的增加可能会影响到每住院日的总成本。

Q代表产出数量对成本的影响,不同产出水平可能会影响实现该产出资源的需求量,从而影响产出的成本。

第七章　医院整体医疗管理

第一节　实施整体医疗的基本方法

整体医疗是医疗观念的更新，是对现行的医疗模式的继承、改进、完善、再造和优化，并不是摒弃，目的在于提高医疗服务质量，努力满足社会不断提升的医疗服务需求。

一、进行整体医疗相关知识教育

整体医疗是新的医疗思想、医疗观念、医疗模式，对医疗服务提出了更新、更高的要求。因此，实施整体医疗必须深入地进行整体医疗相关知识教育，通过教育使全体人员统一对整体医疗重要性和必要性的认识，并达成共识，提高对开展整体医疗的积极性和自觉性，掌握整体医疗的基本知识，以保证整体医疗健康、有序地开展。

整体医疗相关知识教育的主要内容包括：整体医疗的概念、整体医疗的意义、整体医疗的特点、整体医疗的内容、整体医疗的运行和要求等。

二、制定实施整体医疗方案

医院实施整体医疗，必须有完整的方案。整体医疗是在现行医疗模式的基础上发展起来的，因此，在制定实施整体医疗方案时，并不是将现行的医疗工作程序、相关标准、规章制度摒弃，而是对其优化、改进、补充、修订、完善和提高，从而更好地为患者服务。方案内容主要包括：①实施整体医疗的试点工作。医院实施整体医疗，一般不要立即全面铺开，最好通过试点，取得经验后再全面铺开，这样可以少走弯路。②分别制定整体医疗的相关指标。根据上级有关要求，结合功能、任务等具体情况，对主要工作的数量、质量规定出相关指标。如门诊部的相关指标主要包括门诊首诊的确诊率、门诊 3 次就诊确诊率、门诊治愈率、门诊诊断与出院诊断符合率、住院患者门诊诊断待诊率、门诊病历书写合格率、处方合格率、医疗差错发生率、急救药品完好率、患者满意率等。住院相关指标主要包括临床初诊与确诊符合率、住院患者初诊待诊率、3 日确诊率、临床与病理诊断符合率、治愈好转率、单病种治愈率、无菌手术切口感染率、活产新生儿死亡率、院内感染率、医疗事故差错发生率、床位使用率、床位周转次数、平均住院日、健康教育率、患者满意率等。

三、整体医疗计划的执行

整体医疗计划是由各类人员共同参与集体完成的。有的计划要进行分解，有的计划要按时限完成。因此，执行整体医疗计划，要求相关人员团结协作，密切配合，保质、保量、按时完成计划，而且组织领导者要加强领导，搞好协调。

四、整体医疗的检查监督

对整体医疗的执行情况要检查、监督和控制，特别要注重实时控制和过程控制，及时发现并解决执行中存在的问题。

五、整体医疗的总结与处置

实施整体医疗，可采用 PDCA 循环的方法，在计划、执行、检查监督的基础上，适时地进行总结处置。成功的经验应坚持和提高，对存在的问题要进行分析，找出原因，采取具体措施加以解决。

六、实行责任医师全程负责制

责任医师是指直接负责患者诊疗、康复、保健等工作的主诊医师。可分为社区责任医师和医院责任医师。责任医师应具备良好的专业素质和高尚的服务品格，视患者如亲人、对工作极端负责、对专业精益求精，能运用现代生物-心理-社会医学的整体医疗服务模式，为患者提供全新的医疗服务，帮助患者恢复健康，努力提高服务对象的健康水平。

（一）社区责任医师

社区责任医师是社区卫生机构的医师，是主要为社区服务对象提供医疗、预防、康复、保健等服务的全科医师。在我国，这是比较薄弱的服务领域，正处于逐步发展的时期。1966 年美国的米利斯(Millis)首先提出基层医疗保健服务领域，实际就是社区服务领域。

社区卫生服务是社区建设的重要组成部分，是由政府领导、社会参与、上级卫生机构指导下为社区居民提供以预防为主、连续综合服务为特征的基层卫生工作。社区卫生服务应以全科医师为骨干，合理使用社区卫生资源，在社区范围内以个体和家庭为单位，主要为慢性患者、老年人、残疾人、妇女、儿童等提供连续的医疗服务。同时做好社区的防疫工作、健康教育与咨询、计划生育和优生优育技术指导等。

1.社区卫生防疫服务

帮助社区树立“大健康”观念，利用社区卫生资源组织社区调查和社区筛查，采用卫生统计学、流行病学的方法进行社区诊断、并制定和实施社区卫生防疫计划；对传染病、流行病、职业病、地方病和慢性病等实施有效的检测和控制；进行健康教育、指导卫生防疫和疾病预防工作；对社区防疫工作进行规划分工、责任到人、定期检查、精准评估，使社区的疾病预防工作符合国家规定的标准。

2.社区医疗服务

社区医疗服务是社区责任医师的主要服务内容。目前我们国家的社区可分为 3 个基本类型;即城市社区(通常以街道为基本单位)、农村社区(通常是以乡镇为基本单位)、城镇社区(通常以城乡结合部的小城镇为基本单位)。社区责任医师直接面向社区人群和个体患者及家庭提供连贯的医疗整体服务。责任医师为社区个体提供包括门诊、急诊、住院、家庭巡诊、健康咨询、康复医疗、心理卫生等服务,并建立个人健康档案,将个体预防和群体预防融为一体,实现防治结合的高度个体化的社区医疗服务。

3.社区保健服务

社区保健服务是社区医疗服务的一部分,主要为社区个体提供初级卫生保健服务。随着医学模式的改变,疾病谱和死因顺位的改变,人均寿命的延长和人口老龄化的到来,均要求加强预防保健并兼顾心理卫生等方面的医疗服务。社区卫生机构定期组织社区成员进行健康体检、健康评估、健康教育、健康指导等。责任医师对社区慢性病患者提供连续性治疗,这是社区医疗最重要的保健服务。由于慢性患者需要长期的医疗服务,社区责任医师应熟悉患者的病情、治疗情况、心理需求等。加强社区保健工作,提高社区医师的服务理念和责任心,将有利于预防保健工作落实到个人、家庭和社区,有利于提高人群的健康水平。

4.社区心理服务

随着社会文明的进步和竞争压力的增大,社区医师在精神-心理方面的健康咨询服务正日益显现其紧迫性和重要性。社区医师不仅要诊断出患者的各种心理障碍,还应将其置于家庭、社区背景下考察其引起障碍的原因,并采取有针对性的预防治疗措施。特别是要加大心理卫生教育和卫生科普知识宣传。社区医师通过专业培训,努力提高业务水平,真正树立起现代医学模式的新观念,在医疗服务工作中运用心理知识、行为治疗技巧和整体医疗护理方法为社区人群提供心理服务。对有心理障碍者进行心理疏导,调整其心态,改善环境,并设身处地地关心他们,与他们交朋友,让他们从心理障碍中解脱出来,恢复其心理健康。

(二)医院责任医师

医院责任医师是指在医院内门诊、急诊、住院各个过程中直接负责检查、诊断、治疗的主诊医师。在门诊、急诊的医师称首诊医师,在病房的称为经治医师、床位医师、住院医师等。责任医师对患者的诊疗工作实行全程负责制,负责患者的急诊、门诊和住院的诊疗工作。责任医师的业务水平在一定程度上反映了医院的业务水平和医疗质量,其水平的高低直接影响患者的健康和生命安危,是整体医疗中的重要力量,因此,抓好医院责任医师的工作就抓住了医疗质量的关键。

第二节　门诊整体医疗服务

门诊是医院的窗口,是直接为社会人群进行医疗和预防保健的场所。门诊工作的优劣、质量的高低,是衡量医院整体服务水平的重要标志。因此,医院门诊开展整体医疗具有十分重要的意义。

一、门诊工作特点

(一)患者就诊随机性强,门诊流量高峰和疾病分布具有一定规律性

门诊患者就诊的时间、数量和病情都有很强的随机性,患者就诊量呈现明显的集中趋势,常在短时间内集中大量患者。患者流量最集中的是上午,高峰时间是 8：00—11：00 时,常常出现排队等待现象。据统计,上、下午门诊人次数量比约为 2：1。按年度分布以每年的 7～9 月份为门诊高峰期。传染病流行期间传染患者会大量增加;高温季节中暑患者增多;冬季冰封时期路滑,外伤和车祸伤员增多;当发生重大事故(中毒、工伤等)、水灾、火灾、地震时,门诊就诊者会突然增加。因此,门诊工作必须严密组织,根据患者就诊密度和规律,采取调整医务人员上班时间、调整业务窗口、预约挂号、网上挂号等多种措施对患者进行适当的分流,努力提高工作效率,尽量缩短患者的候诊时间。

(二)患者就诊时间短促,要求短时间内完成诊疗服务

门诊有患各种疾病和处于各个不同病程阶段的患者,还有病情复杂的疑难患者。但是,患者在门诊停留时间短,接受诊疗的时间极为有限。这不仅给诊断、治疗带来困难,而且也使门诊的医疗活动限制在一定的范围之内,要求门诊工作人员有较高的素质和诊疗经验,认真负责,恪尽职守,在有限的时间内完成诊疗任务,保证工作质量,保证医疗安全。

(三)人群密集,流动性大,易发生医院内感染

门诊部具有公共场所性质,人群密集,患者与健康人群共同流动。由于人群构成以患者为主体,病种复杂,病情不一,而且有传染患者混杂于人群之中,容易造成患者与患者、患者与健康人之间的医院内感染。因此,要加强管理,划分区域和通道,合理组织患者分流候诊,实行预检、分诊制度,并在门诊入口处设预检分诊处,发现传染病立即送传染病专用诊室隔离诊治,并做好消毒隔离工作,以防医院内感染的发生。

(四)门诊作为一个独立部门已形成了独特的医疗服务方式

门诊是医院重要的组成部分,是医院医疗工作的第一线。门诊还与社区的医疗、预防保健机构,院外有关单位相关联,以其自身的工作特点接受医院与社会的双重约束。许多门诊患者不需要离开工作岗位,不脱离原来的生活环境,不住院治疗,因此,门诊与住院相比,医疗成本低、患者经济负担轻、时间消耗少、家属负担小。随着医学科学技术的进步,门诊已能提供多种特殊诊疗服务,许多过去需要住院的诊疗项目,现在已能在门诊完成,一些外科手术也可在门诊进行。因此,门诊既能有效地达到医治疾病的目的,对患者的工作和生活又不会带来大的影响,而且能减少开支,是一种于国家、集体和个人都有利的医疗服务方式。

(五)就诊环节多,组织管理复杂

门诊是一个诊疗功能比较齐全的系统,患者就诊环节包括预检、分诊、挂号、候诊、就诊、交费、取药、检查治疗等多个环节,对门诊工作进行科学的组织管理,减少候诊和排队时间,增加有效诊疗时间,是门诊整体医疗的关键之一。患者不熟悉门诊环境,应采取设服务台、预检分诊处、导医员、电子显示屏幕、触摸式电脑查询系统等多种措施,为患者提供便利。现代门诊整体医疗是由多学科的医务人员与先进的医疗设备协调一致完成的,这就要求加强组织与协调工作,使各类人员和各部门之间密切协作,充分发挥整体功能,才能保证门诊的工作质量和效率。

二、门诊整体医疗组织结构与运作

门诊是一个相当复杂的系统。门诊开展整体医疗，在现行门诊工作的基础上，其组织结构和运行方式应有所创新，以推动整体医疗健康、有序地开展。门诊开展整体医疗，对提高医院整体服务质量，树立医院良好形象和提高医院的信誉等方面均具有重要意义。

（一）门诊人员配备

门诊人员的配备应能保证开展整体医疗的需要。人员类别应包括医疗、护理、放射、检验、药剂、特诊、理疗、导医、咨询、挂号、收费、病案管理、清洁卫生等。各类人员的配备数量，可根据工作需要和医院的规模、任务、人员素质等情况，参照国家卫生部门诊人员编制原则确定。

（二）门诊医疗团队的组织结构

门诊开展整体医疗，以医疗团队的组织结构形式运作更为有利。门诊构建医疗团队可采取如下模式：①医院规模小，门诊工作人员少，可组成一个统一的医疗团队，由门诊主任担任医疗团队的领导。②医院规模较大，门诊工作人员多，可构建若干医疗团队。如内科、外科各有多个诊室，可构建内科医疗团队、外科医疗团队等。医疗团队内部既有分工，又有协作，有利于相互支持与配合，从而提高医疗质量和工作效率，有利于更好地为患者服务。

（三）门诊整体医疗工作流程

门诊开展整体医疗，其工作流程与现行的门诊工作有许多相同之处，但要求更高，标准更严。

1.导医和咨询服务

门诊部应设导医员和咨询服务台。导医员佩戴明显标志，位于门诊大厅入口处和门诊各楼层，其任务：一是引导进入门诊大厅的就诊者在预检分诊处进行预检分诊；二是对患者给予指导和帮助，如指明各科室的位置，指导患者办理相关手续等；三是扶老携幼，对老年人、残疾人、儿童、重患者等提供必要的帮助。

咨询服务台应设在门诊大厅中，其任务：一是解答患者的咨询；二是为患者排忧解难，提供方便和必要的帮助，如帮助填写门诊病历首页等；三是帮助解决或协调患者提出的意见和要求；四是将患者的建议、意见向领导汇报，供领导研究改进。

2.预检分诊

到医院就诊的患者病情有轻、重、缓、急之分；有普通患者，也有传染患者；有初诊者也有复诊者；有健康检查和健康咨询者，等等。在医院分科愈来愈细的情况下，特别是初诊者中许多人对自己的疾病属于哪个科室诊治范围不甚了解，很难正确选择就诊科室。为了提高门诊整体服务质量和效率，帮助患者正确选择就诊科室，避免患者不必要的多次转科，及时发现患有传染性疾病的患者，预防医院内感染，门诊就诊程序应先分诊，然后再挂号就诊更为合理。因此，门诊应设置预检分诊处，配备医务人员做好预检分诊工作。

3.挂号

门诊患者就诊必须挂号。挂号的功能是：①维护门诊工作秩序，是患者按次序就诊的依据。②建立新的门诊病历或发出调用存档病历的指令。③患者与医院之间正式建立就医法律责任的依据，也是患者作为消费者与医院作为医疗服务提供者之间关系的依据。

为缩短患者挂号排队的时间，防止医院内感染，医院可根据具体条件，采取下列挂号措施：①根据需要，特别是刚开诊时，挂号窗口增加挂号员。②开诊前半小时提前挂号。③儿科患者、传染患者分别单独设立挂号窗口。④实行分科挂号。⑤实行预约挂号(包括电话预约挂号)。⑥自费与医疗保险患者分开挂号。⑦初诊、复诊分开挂号。⑧普通门诊与专家门诊分开挂号。⑨实行网上挂号。

4.候诊

患者挂号后则到相应科室候诊。儿科、传染科、妇产科必须设立专用候诊室。患者候诊时，门诊护士要做好以下工作：①维护好候诊秩序，安排患者依次就诊，保持门诊环境安静、有序。②对患者进行必要的检查，如测体温、脉搏、血压、体重、视力等。③巡视候诊患者，发现危重或病情突然变化的患者及时安排就诊，并给予妥善的照料。④发现疑似传染患者采取隔离消毒措施，并报告医师给予处置或转科。⑤对非本专科患者，安排转科就诊。⑥帮助患者办理预约检查、治疗和复诊手续。⑦利用候诊时间进行卫生知识宣传。在门诊候诊区可利用宣传栏、电子显示屏幕、闭路电视系统、个别咨询等形式开展卫生防病、医疗保健知识宣传。

5.就诊

就诊是门诊整体医疗的中心环节，也是患者来医院的主要目的。就诊中应做好以下工作：①护士按挂号顺序安排患者到诊室就诊。②每位医师每次接诊一名患者，其他患者不得进入诊室，但病重或叙述病史困难者，可允许一名陪同者进入。③复诊患者最好安排原诊治医师接诊。④接诊医师要耐心听取患者陈述，认真进行体检，根据病情需要进行相应的专项检查和特殊检查。⑤要认真书写病历，做到简明扼要、项目齐全、内容规范，特别要注意重要内容和涉及法律问题的内容不能遗漏。⑥增强法律意识，尊重患者的知情权、同意权、隐私权等权利，医师提出的检查和治疗(包括手术)意见应向患者如实说明，征得患者同意方能给予检查和治疗，或开出处方，重要问题要请患者签字。⑦对疾病诊断不明或有疑问者，可嘱患者复诊、复查，或请上级医师会诊，也可组织疑难病例讨论或转科。⑧凡病情复杂或较重，门诊处理有困难者，应收住院。⑨医师应向患者交代有关注意事项。

6.医技科室检查和治疗

门诊开展整体医疗，与医技科室的支持和配合密切相关。因此，医技科室要树立整体观念，积极、主动地与有关科室密切配合。凡需要进行化验检查、放射、超声影像检查、内镜检查、电生理检查、理疗、注射、门诊手术、清创换药、透析、针灸、推拿等检查治疗的，医师应开出检查治疗申请单，并向患者说明检查治疗前需要做的准备和注意事项。对预约检查治疗者，相关科室应向患者作出有关说明，给予妥善安排。

7.取药

门诊医师必须认真执行处方制度，做到内容完整，字迹端正清楚，并向患者说明所开药物的内容、用途和注意事项。药剂人员应认真审查处方，如有配伍禁忌、涂改、超剂量、用法不清或药品短缺等情况应及时请处方医师更改。对毒、麻、限制性剧毒药和精神药品，要严格把关。发药前要认真核对姓名、药名、剂量、用法、瓶签、药袋与处方是否一致，无误后才能发药，并将用法和注意事项向患者交代清楚。可在药房窗口外设咨询台，由执业药师为患者免费提供咨询；也可创造条件，采取“零距离发药”方式，由医务人员代患者取药，然后将药品送到患者手中，并详细介绍药物服用或使用方法及注意事项。

8.离院、留院观察、入院或转院

门诊患者经诊治后，大多数取药后即可离开医院。但遇病情较重、诊断不明或需住院但无床位等情况时，应留在门诊观察室观察或转他院。凡留住观察室的患者，应密切观察病情，做好医疗、护理和生活护理工作，并做好记录。凡决定入院者，应开具入院通知单，办理入院手续。需转院的患者，应按规定办理相关手续，在门诊病历中应进行记录。

（四）门诊开展整体医疗的要求

1.以整体思想指导整体医疗运作

整体医疗是系统思想和现代整体观念在医疗工作中的应用，因此，要用整体思想指导门诊整体医疗的运作，要求门诊全体工作人员牢固树立整体思想和医疗团队理念，团结一致，相互协作，密切配合，努力提高门诊服务质量，使整体医疗水平不断提升。

2.认真落实规章制度

落实各项门诊工作制度是门诊工作高质量、高效率、高水平运作的重要保证。因此，在门诊管理工作中，必须切实抓好各项规章制度的落实，如门诊病历制度、预约诊疗制度、诊前准备制度、检诊制度、处方制度、会诊转诊制度、疑难病例讨论制度、消毒隔离制度、传染病报告制度、收费制度、登记统计制度、清洁卫生制度等。

3.实行首诊责任医师负责制和选医就诊

门诊要实行首诊医师负责制，要求首诊医师认真履行职责，以认真负责的态度对患者进行检查，详细询问病史，结合病情进行必要的辅助检查，做出初步诊断，提出治疗意见；遇有非本专科患者，应进行会诊或转科；遇有急危重症患者，要及时进行救治，不得推诿，必要时请有关科室协助，以免贻误诊断和治疗的最佳时机；对疑难患者应建议由专家会诊；复诊的患者，最好安排同一医师诊治；对门诊 3 次以上仍不能确诊者应进行会诊；对患者提出的问题和要求要进行耐心解释，并交代注意事项。

实行选医就诊，要在门诊明显位置或各科候诊厅（室）设有门诊医师简介，介绍出诊医师的资历和特长，由患者选择自己信赖的医师，既有利于调动医师的积极性和责任感，又有利于满足患者的需求。

4.按“以患者为中心”的原则设置门诊科室

门诊科室的设置应“以患者为中心”，努力适应医疗市场的需求，结合医院规模、任务、人力、设备和技术特色等实际情况而定。除通常各医院均应设置的科室外，还可开设下列门诊：如老年病门诊、保健门诊、康复门诊、专家门诊、简易门诊（专为慢性病、行动不便的复诊患者或患轻病的患者提供简单检查、咨询或开出药物的基本医疗服务）、体检门诊、心理咨询门诊、健康咨询（宣教）门诊、专病门诊、疑难杂病门诊、家庭门诊（也称家庭病房，为慢性患者、残疾人、手术后患者、晚期癌症患者等行动不便者提供上门服务）、特需门诊等，以满足不同层次患者的需要。

5.优化门诊环境和条件

良好的门诊环境和条件是提高整体医疗服务水平和维护门诊正常秩序的需要。①科室设置和布局要方便患者就诊，如骨科应设在一楼，以方便骨折患者；妇产科应设在既方便妇女就诊又比较隐蔽的位置；传染科门诊应有专用通道和专用厕所；检验、放射等功能检查科室应安置在临床诊室附近，对不符合要求者应设法改造。②改善门诊设施，门诊大厅入口处应设立咨询服务台；门诊入口处应配有轮椅、担架、拐杖等，免费供患者使用；门诊大厅应有醒目的门诊平面图，有条件的医院还应设置电子显示屏和触摸式电脑查询台；在电梯口、楼梯口和交叉路口处要设路标，以减少患者往返奔波；门诊部可设日间床位，为输液和做特殊检查等患者提供方便；开设门诊手术室，实施简单的手术；候诊室（区）应设有座椅、电视、公用电话、报刊、饮水机和一次性口杯；有条件的可安装空调，保持适宜的温度和通风；候诊厅（室）应利用闭路电视宣传医疗保健常识或播放群众喜闻乐见的文娱节目，以解除患者的焦急情绪。③有条件的医院可为门诊患者开设免费班车。④由护理人员免费陪同行动不便和危重患者就医等。

6.加强卫生管理

要安排专人负责门诊清洁卫生工作，以保持门诊环境的清洁、整齐。门诊的厕所应实行星级管理，做到没有难闻气味，洗手水龙头安装自动控制装置或脚踏开关，避免交叉感染；痰盂、垃圾箱等污物处理设施要配备充足，并应有醒目标志，定期消毒。门诊大厅等公共场所的陈设应体现人性化，创造温馨的氛围，如放置花草盆景等，门诊周围最好有小花园，供患者暂时歇息。

7.医院信息系统的应用

医院信息系统的建立和应用是门诊管理现代化的必然趋势，许多医院建立了医院信息系统，实现了挂号、收费、取药的电子计算机管理，对解决门诊“三长一短”和防止差错发挥了积极作用。

8.做好入院前服务

门诊患者需要住院者，根据具体情况，可提供下列服务：①需要住院而且医院有床位时，及时办理入院手续。②如病房床位紧张而且病情允许，可采取预约入院。③对择期手术的患者可在门诊事先进行必要的检查，做好术前必要的准备，入院后不重复检查，尽快安排手术，既可以缩短住院日，又为患者节省了费用。

9.建立随访制度

对疑难、罕见和特殊病例，应通过电话、书信、上门和预约复诊等方式跟踪随访。

10.加强安全管理

门诊人流密集，人员复杂，必须加强安全管理，以防止跌伤、财物被盗、车辆事故等损害人身和财产安全问题的发生。具体措施可在适当位置设置警示牌、配备安保人员和车场管理员，在重要位置安装闭路电视监视系统等。

11.节假日照常门诊

为适应社会生活快节奏的要求和方便患者，医院应实行节假日照常门诊制度。

第三节 急诊整体医疗服务

急诊医学是现代医学的重要组成部分，是跨专业的医学边缘学科，急诊是医院医疗工作的最前沿。现代急诊医学包括五个部分：院前现场急救；危重病医学；灾害医学；复苏学；急救医疗服务体系。随着社会生活的现代化、工业和交通业的发展，人口老龄化和疾病谱的变化，使急诊工作愈来愈重要，急诊工作量逐步增加。我国每年大约有 6 800 万各类急诊患者就医。急诊工作关系到患者生命的安危和千家万户的悲欢离合。医院在急诊中推行整体医疗服务，是提高急诊工作质量和效率的有效措施。

一、急诊的特点

1.时间性强

对于急诊工作，时间就是生命。急诊患者多数发病急，病情变化快，或者是遭受意外伤害等，对生命构成严重威胁。能否分秒必争地抢救和救治措施是否得力，是挽救患者生命的关键。因此，急诊工作必须突出“急”字，争分夺秒，高效率地运作，以高度负责的精神，正确快速诊断，积极有效救治，才能不贻误抢救时机。

2.随机性大

急诊患者的来院人数、时间、类别、病种和危重程度等都很难预料。遇有自然灾害、群体中毒和突发重大事故等可能有大量伤病员来到医院急诊。因此，为保证医院急诊工作 24 h 不间断地顺利进行，医院急诊科应制定多种急诊抢救预案，经常处于戒备状态，建立有效的调度指挥和通信呼叫系统，能随时开展院前急救和院内急诊救治工作。

3.病种复杂

急诊患者病种十分复杂，既有病员，又有伤员，涉及多个学科和各种伤病。为保证急诊工作的顺利进行和救治质量，要求急诊科应具有严密的组织、完善的设备、训练有素和知识多元化的急诊医务人员，并建立科间急诊抢救协作制度，明确各科室的职责范围，发挥整体功能，共同努力，协调一致地完成急诊救治任务。

4.责任重大

急诊的对象是需要紧急医疗处置的患者，病情危重，情况紧急，病死率比较高，易发生医疗纠纷。因此，医务人员在诊治过程中既要当机立断，采取积极的救治措施，又要做到准确无误，严防差错、事故的发生。

5.政策性强

急诊伤病员中有一部分涉及人身伤害、交通事故、中毒、自杀等法律问题，政策性强。医院除积极进行救治外，还应做好详细记录，注意保护好物证(如中毒者呕吐物或洗胃洗出物，枪伤和炸伤者手术中取出的弹头或异物等)，并及时与公安、交警、保卫、法医等部门取得联系，以便处理相关问题。

二、急诊人员配备

急诊人员配备应以国家原卫生部(现卫健委)1984 年发布的卫医司字第 36 号文《关于发布医院急诊科(室)建设方案(试行)的通知》为依据，结合医院的任务、急诊工作量、人员等具体情况而定。

急诊科应编配医疗人员、护理人员、卫生员和救护车司机等。急诊科人员素质总的要求是医德医风良好，责任心强，技术水平高，身体健康，反应敏捷，能适应急诊工作的需要。具体要求是：①急诊科必须配备高年资医师担任领导，三级医院和某些二级医院要配备副主任医师以上人员。②急诊科医师必须具有三年以上临床工作经验，低年资医师和实习、进修医师不得单独值班。③急诊科医师应相对固定，不宜频繁轮换。④急诊科护理人员固定时间应更长，最好能长期从事急诊工作。⑤急诊科医务人员必须熟练掌握急救技术，危重患者生命支持技能，急救药品、仪器设备操作技能。

三、急诊组织类型与运作

（一）急诊组织类型

医院急诊机构有三种类型：①急诊室，把急诊工作作为医院门诊的一部分，在门诊部设急诊室，属门诊部管理，由门诊主任或分工一名副主任主管急诊工作。通常一级医院设急诊室。②急诊科，通常二级和三级医院设急诊科，是独立的科室，直属于医院领导。急诊科设一名主任，根据工作需要设1～2名副主任。规模较大的急诊科可分设若干急诊组，如内科急诊组、外科急诊组等。③急救中心，某些医院根据卫生区域规划，可附设急救中心。通常意义上的急救中心不设在医院，大城市的急救中心通常是专门从事急救工作的独立机构，而许多中小城市将急救中心附设在一个综合性医院内。

（二）急诊科的布局

为保证急诊整体医疗工作的顺利开展，医院急诊科的布局要求做到：①有独立的急诊区，设有明显标志（夜间用灯光），使患者一目了然，便于就诊。②有单独的入口，运送患者的汽车能直接开到入口处，大门要宽敞，走廊要宽大，便于担架、平车、轮椅的进出。③急诊科附近应配有一定面积的停车场。④设有独立的挂号、收费、检验、放射等部门，如急诊科距这些部门很近，也可与门诊共用。

（三）急诊科内部配置

急诊科内部配置应以有利于开展急诊工作，有利于提高急诊工作质量和效率，有利于预防交叉感染，以有利于和方便患者为原则。

1.预检分诊室（处）

急诊预检分诊应由有经验的护士主持，对就诊的伤病员要简要询问伤病情况，观察生命体征，按危重优先的原则，依次组织就诊；危重伤病员立即送急救室并通知有关人员迅速抢救；遇有严重事故或群体中毒的大批伤病员，立即向科主任、医务科（处）及院领导报告；对传染病或疑似传染病患者，应直接送隔离室就诊处理，按传染病报告制度及时上报。

2.急诊室（诊察室）

急诊科通常应分别设立内、外、妇、儿、五官等专科急诊室。急诊室内应配备必要的检诊设备、急救器材和急救药品。

3.急救室（抢救室）

急救室空间应宽敞，便于患者搬运和医疗仪器搬动，应配备必要的抢救仪器设备和急救药品，配齐“五机八包”，即呼吸机、心电图机、电动吸引器、除颤起搏器、洗胃机和气管切开包、腰椎穿刺包、静脉切开包、输血包、输液包、导尿包、清创缝合包、胸腔穿刺包。

4.治疗室

治疗室用于对急诊患者进行各种治疗，室内配备治疗床、治疗桌、治疗车和有关的设备、药品等。

5.隔离室

急诊分诊中凡发现传染病或疑似传染病者，应先分到隔离室处理，对确诊的传染患者，可收入本院传染科或转往传染病医院。

6.监护室

急诊监护室主要用于急诊中经抢救治疗后仍不宜搬动，需要继续进行抢救和治疗的危重伤病员，通过监护治疗使生命体征趋于稳定，为继续治疗奠定良好的基础。急诊监护室应配备必要的监护设备和抢救器材，分配专人负责管理。

7.手术室

急诊手术室用于急诊紧急手术或一般外伤清创等。应配备各种手术用器械和急救药品等。重大急诊手术必须严格掌握指征，术前应向家属说明手术目的和可能发生的问题，征得家属同意并请家属在手术申请单上签字。手术完毕后要认真做好手术记录。

8.观察室(留观室)

主要收留已明确诊断，或经过抢救已好转但仍有一定危险的患者，尚未明确诊断但病情又比较重的患者，或暂时住院有困难的患者等。对住观察室患者的医疗护理要求原则上与住院病房相同。住观察室的患者时间不宜太长，一般不应超过 3 天，无论病情好转或恶化，均应及时进行其他处置。

(四)急诊工作程序和主要内容

1.预检分诊

预检分诊的目的是迅速评估患者的伤病情：①按患者伤病情的紧急程度将有生命危险和病情危重须紧急救治的患者分拣出来，以便进行紧急救治。②指导一般急诊患者挂号后到相关急诊室就诊。③检出传染病患者或疑似传染病患者，以便进行隔离诊治，预防医院内感染。④对患者及家属提出的问题给予解答。

2.急诊挂号

急诊患者通常应先挂号、后就诊。在特殊情况下，遇有特别紧急的患者，如有生命危险的患者，也可以边挂号边抢救，或先抢救后挂号。

3.急诊检诊

急诊医师应通过询问病史、体检和必要的辅助检查，尽快明确诊断，为救治提供可靠的依据。对一时难以明确诊断的患者，可收入观察室进行观察并做进一步的检查和必要的治疗，争取尽早明确诊断。

4.急诊处置

急诊处置的目的是：①解除患者的痛苦。②防止病情恶化，稳定生命体征，为后续治疗奠定基础。③通过积极救治，挽救某些危急重症患者的生命。④对符合住院条件者，经急诊处置后收留入院。为达到上述目的，在急诊处置中，对诊断明确者，应积极采取针对病因的治疗措施；对一时不能明确诊断者，应进行对症治疗和支持治疗；对某些具有生命危险的患者，在征得患者或家属的同意并签字后应采取果断的救治措施，如内脏损伤大出血者在急诊手术室进行手术止血等。

5.急诊留观与后续处理

对下列急诊患者可收入观察室进行观察治疗。①诊断一时难以明确，离院后病情可能突然变化或趋于严重，而暂时又不需要住院者。②高热、腹痛、高血压、哮喘、外伤等经治疗后病情尚未缓解需要暂时观察治疗者。③门诊手术、特殊检查或治疗后需要观察者。④病情需要住院，但暂时无床者。⑤其他情况需要留观者。

入住观察室者应由值班医师或责任医师负责观察处理，并认真做好记录，向护士交代病情、观察内容和注意事项；护士应密切观察病情，做好治疗、护理、生活和饮食照顾，发现病情变化及时向医师报告。

观察室观察时间一般不超过 3 天。患者离开观察室应有医师医嘱，可由患者家属或原单位接回，或由住院处安排住院。

（五）急诊整体医疗工作要求

1.建立畅通的通信渠道

医院急诊部门要建立起畅通的院外、院内通讯网，通过有线、无线、院内专用急救呼叫系统等通信工具，确保急救通信畅通无阻。医院的急救电话应向社会公布。

2.严格执行各项制度

急诊科必须严格执行、认真落实各项规章制度。如 24 h 不间断急诊制度、预检分诊制度、首诊医师负责制度、值班制度、交接班制度、抢救制度、会诊制度、护理制度、消毒隔离制度、观察室管理制度、监护室管理制度、手术室管理制度、病历书写制度、死亡病例讨论制度、出诊抢救制度、救护车使用制度、药品器材管理制度、重大事项报告制度等。

3.制定急诊抢救预案

科学、合理、正确的抢救预案是提高急诊工作质量、提高抢救脱险率、提高工作效率和保证抢救工作忙而不乱的重要前提。在急诊整体医疗中，应制定常见伤病的抢救预案。主要有：①呼吸心搏骤停抢救预案。②急性心肌梗死抢救预案。③急性心力衰竭抢救预案。④急性呼吸衰竭抢救预案。⑤大咯血抢救预案。⑥急性上消化道大出血抢救预案。⑦各种休克抢救预案。⑧急性脑血管意外抢救预案。⑨糖尿病酮症酸中毒抢救预案。⑩高血压危象抢救预案。⑪甲状腺危象抢救预案。⑫肾上腺危象抢救预案。⑬脑外伤抢救预案。⑭外伤大出血抢救预案。⑮高热、超高热抢救预案。⑯各种中毒（含食物中毒）抢救预案。⑰电击伤抢救预案。⑱溺水抢救预案。⑲烧伤抢救预案。⑳自杀抢救预案等。

4.努力提高急诊工作质量

急诊工作质量要突出“急、准、高”三个环节。①急：就是从分诊、接诊、检查、处置、抢救和院前急救都要分秒必争，做到快速、及时、不拖延。②准：就是要求分诊、诊断和治疗准确，漏诊、误诊率低，差错发生率低。③高：就是危重患者抢救脱险率高，留观患者诊断符合率高，急救设备完好率高，急救药品数质量合格率高，急诊科各室管理合格率高，医疗护理文件书写质量高，护理操作和基础护理合格率高，患者满意率高。

5.建立“急救绿色生命通道”

1982年国家原卫生部(现卫健委)发布的《全国医院工作条例》中明确规定医院要“保证抢救工作及时、准确、有效地进行”“危重患者不受划区分级分工医疗限制,可能在转院途中死亡的患者不应转院。”急诊工作要树立“时间就是生命”的观念。建立“急救绿色生命通道”是提高急诊工作效率、保证急诊质量和强化急诊管理的有效措施。“急诊绿色生命通道”要求急诊工作人员要有强烈的急诊意识,树立整体医疗观念,分诊护士给需要紧急抢救的患者标上“绿色通道”标志,医务人员对标有“绿色通道”标志的患者在诊疗的各个环节中优先检查、优先救治,争分夺秒,畅通无阻,一路绿灯。为保证“绿色通道”高效地运转,有关人员在接到抢救通知后必须立即到位,相关医学检验和影像学检查等必须优先进行,抢救的药品器材必须优先保证,从而确保“急诊绿色生命通道”快速、有序、高效地运行。

6.急诊责任医师

医院急诊科是医院实施抢救急危重患者的重要科室。急诊科的工作直接关系到患者的生命安危,因此,担任和参加急诊科工作的医护人员,尤其是急诊科责任医师必须具备较高业务素质和良好职业修养,熟悉急救医学知识,熟练掌握重要仪器如呼吸机、除颤起搏器、监护仪、气管插管等操作,能熟练完成急诊外科主要手术,如清创缝合、外伤止血、骨折固定和必要的剖腹探查等,对重要的抢救如心肌梗死、脑梗死、中毒、高热等应非常熟悉。急诊责任医师应熟知医院的抢救制度和规范流程。急诊医师接待急诊患者时,要严格执行急诊制度与急诊规范,认真履行急诊医师职责,实行全程负责制,认真处理好每一位急诊患者。对需要抢救的急危重症患者,要争分夺秒,不失时机地进行抢救,对跨专科的患者要请相关科室专家会诊、共同抢救。需要住院的或做重要检查的患者要有专人护送,确保途中安全。对留观的患者由科室统一安排,责任到人,每天进行查房、巡诊,及时处理可能发生的病情变化。医院对急诊科的医师应制定工作质量标准,适时进行检查,确保急诊科的工作质量,努力提高医院急诊科的抢救水平和急诊责任医师的工作能力。

7.认真书写急诊病历

急诊病历要做到简明扼要,重点突出,项目齐全,准确无误,经得起检查。除一般项目外,要特别注意记录患者到达医院的时间、接诊时间、病史、体检、各项检查结果、初步诊断或诊断依据、治疗抢救措施、上级医师指示、会诊情况、病情变化情况、患者离院或死亡时间等。抢救时来不及记录者,允许追记,但应在4 h内完成。

8.切实做好院前急救工作

院前急救又称院外急救。大城市院前急救通常由专设的急救中心负责。医院的急诊科也可能随时接到院外呼救。院前急救是危重伤病员能否抢救成功的关键。因此,医院急诊科应设急救电话和相关通信设备,配备专用救护车,救护车内应配备必要的抢救药品器材,随时做好外出抢救的准备,遇有呼救立即出动。

9.紧跟急诊医学发展的新趋势

急诊医学作为现代医学的重要组成部分正在迅速发展,总的趋势是:①学科理论体系更加完整,专科分工更加精细。②急诊医疗体系正在逐步完善,包括急救中心、医院急诊、以创伤为主的急诊医院和后续治疗的急诊医疗体系正在形成。③急诊诊疗手段正在逐步完善和提高。

④急诊医务人员更加专业化。⑤急诊呼救指挥系统和运送工具更加现代化。急诊医学的上述新趋势必将进一步提高急诊医疗技术水平和急救质量，增强急诊医疗机构的快速反应能力。因此，医院的急诊工作应紧跟急诊医学发展的新趋势，以适应现代医学发展和社会对急诊医学的需要。

第四节　住院整体医疗服务

住院整体医疗是指在整体医疗观念指导下，为住院患者提供及时的、连续的、规范的、系统的生理、心理、生活、文化等全方位的服务。

一、住院诊疗工作特点

（一）患者病情复杂性和多变性

住院者大多数是复杂、疑难、重症或需要手术的患者。其中危重患者、老年人、儿童比例较高，加之疾病过程受生理、心理、社会、个体差异等诸多因素的影响，使疾病的临床表现复杂、多样、多变，因此，要求医务人员认真负责，细心观察，周密思考，运用科学的思维把医学理论与患者的病情结合起来，从人的整体性和动态变化中科学地认识疾病，诊疗疾病，才能收到预期的效果。

（二）诊疗工作的系统性和整体性

住院诊疗服务是复杂、具体、特殊的服务，包括检查、观察、诊断、治疗、护理、心理、生活、文化等诸多方面。人体是一个极为复杂的有机统一体，而疾病的发生、发展和转归受多种因素的影响。住院整体医疗工作必须依据系统性和整体性原则，根据患者的具体情况和疾病的不同阶段，为患者提供有计划的、持续的、系统的服务。

（三）诊疗服务的协同性

医疗工作是医院的中心任务，需要医院各学科、各专业、各部门协同一致才能顺利完成任务。现代医学既高度分化，又高度综合，住院诊疗工作要求临床医疗护理人员、医技科室人员、药学专业人员、医学营养人员、医学工程专业人员等相互协同与配合。现代生物-心理-社会医学模式使医疗服务向着理、工、医协同，医学科学与社会科学相结合的方向发展。

整体医疗服务还包括生活、心理、文化等方面的服务，生活服务是整体医疗服务的重要组成部分。没有良好的生活服务，医疗工作则难以进行。如饮食、供水、供电、清洁卫生、空气调节、卫生被服、通信、交通、安全保卫等。因此，在住院整体医疗服务中，要充分发挥后勤保障的协同作用，为患者提供优质的生活服务。

（四）心理服务的重要性

健康人患病以后，不仅生理上发生了变化，心理上也发生了复杂的变化。据文献报道，75％的患者存在心理问题，85％的内科患者有情绪低落表现。患者的心理问题主要有焦虑、抑郁、孤独、忧愁、恐惧、悲观、消沉、不平、顾虑经济负担、对住院生活不适应等等。整体医疗服务除对躯体疾病进行诊疗外，还要重视心理服务，通过心理护理、心理疏导、心理咨询和心理治疗，提高患者的心理承受能力，消除心理障碍，使其面对现实，正确对待疾病，提高治疗的信心，积极与医务人员配合共同战胜疾病。

二、住院整体医疗组织结构

住院整体医疗组织通常应采取医疗团队的组织结构模式，即在现行科室医疗护理小组的基础上，对人员进行必要的调整，实行优化组合，按照医疗团队模式进行运作。

三、住院整体医疗程序

规范有序的住院整体医疗程序是住院诊疗工作正常运转的保证。

（一）接诊

病区护士接到患者入院通知时，在初步了解患者的诊断和病情的基础上，要做好以下工作：①迅速安排好床位并通知经治医师或值班医师。②患者到达病区时，护士要主动热情接待，称谓恰当，给患者及家属留下良好的第一印象。③核对入院资料的有关内容，并填写病历牌、床头卡。④一般患者应测量体重、体温、脉搏、呼吸、血压。⑤向患者介绍入院须知、注意事项和病区环境，并发给印有上述内容的文字资料。⑥陪同患者到床前，并向新入院患者介绍同病室的患者。⑦给患者更换病员服，嘱咐患者将贵重物品交家属带回。⑧如属紧急或危重患者，接诊护士应做好急救准备，及时通知有关医师，并报告科主任。

（二）检诊

检诊是经治医师或值班医师在护理人员协助下对新入院患者进行的初步诊察工作，通过询问病史和系统检诊，得出初步诊断，并提出治疗方案。

（1）一般患者应在 2 h 内进行检诊，给予必要的处置。

（2）危重、外伤和需抢救的患者应立即检诊，并报告上级医师，请求共同检诊，进行紧急处理，必要时组织会诊。

（3）遇有大批伤病员入院或有特殊情况时，科主任或值班主治医师应组织全科医务人员进行检诊，并报告医务科、护理部或院领导，组织有关科室共同进行检诊。

（4）检诊内容应规范，符合常规要求，如认真采集病史，全面系统的体格检查，实验室常规检查和必要的特殊检查等，而且应了解患者的心理状态。通过综合分析，提出初步诊断和处理意见。

（三）查房

查房是各级医师的主要工作，为保证医疗质量，要求临床科室做好以责任医师（主治医师）为基础的三级检诊工作，以实现层层把关，逐级负责。

1.住院医师查房

查房是责任医师的主要医疗活动，每日不少于 2 次。上午应对所管的全部患者进行查看，了解夜间有无病情变化，进行必要的查体，根据病情需要，认真修改或下达医嘱；下午查房应对一般患者进行询问，重点是查看危重、疑难、诊断不清、手术后和新入院的患者，并查看所经治的患者当日各项检查结果、治疗后的情况和效果，给予必要的处置；向值班医师交代有关问题。住院医师查房中发现的新情况和遇到的重大问题，凡属个人能力和权限不能解决者，应及时向上级医师请示报告，以策安全。住院医师 24 h 负责制是提高医疗质量和提高住院医师业务水平的有效措施。医院应积极创造条件，实行住院医师 24 h 负责制，住院医师住在医师公寓内，随叫随到。

2.主治医师查房

主治医师查房是三级查房的关键环节。主治医师对所分管的患者每周进行 1 次系统和普遍查房，每天进行 1 次重点查房。尤其是对新入院、重危、疑难、大手术后、治疗效果不好和诊断未明的患者进行重点检查；解决下级医师诊疗工作中的问题和难点；检查指导护理工作；决定出院、转科、转院等问题。

3.科主任(主任医师)查房

科主任查房是三级检诊中具有权威性的查房，通常应每周 1 次，重点是查看和解决危重、疑难、急诊患者的诊治问题；审查和决定新入院患者的诊断、治疗计划；决定重大手术、重要检查；检查病历、医嘱、治疗、护理中的问题，并给予指导。

4.夜间查房

夜间查房是由夜班值班医师进行的重点巡视，通常根据经治医师的交代和患者的病情变化进行巡视，并给予必要的处置。巡视的重点是危重、疑难、手术后和病情有变化的患者。遇有特殊情况，应向上级医师报告。

5.教学查房

教学查房是医学院校附属医院和有教学任务的医院的查房形式。通常由教授、副教授、主任医师事先选择典型病例，确定查房的主题，进行现场示教和讲授，是对实习医师、进修医师、研究生进行临床教学和提高医疗质量的有效手段。护理教学查房则是对实习护士、进修护士和护理研究生的一种教学方式。

普通综合性医院接收的进修人员，一般不单独安排教学查房，可在大查房中进行；如有带教老师，也可由带教老师单独组织教学查房。

6.危、重、急患者查房

这种查房是应急性的，是对危、重、急患者由科主任、主任医师、主治医师和经治医师等参加的临时性查房，根据病情进行相应处理，拟定出救治方案。

7.院长查房

这种查房具有现场办公的性质，是管理查房。由院长或副院长带领有关人员进行，一般每周 1 次，主要是到科室或有关单位，检查了解整体医疗开展情况、医疗质量管理、落实规章制度、病房管理、医疗安全、科研、训练、后勤保障等方面的问题，听取建议、意见和要求，及时解决相关问题。

(四)巡诊

巡诊是查房的补充。通过巡诊，观察患者的病情变化、治疗效果，及时了解患者的主诉、要求和心理活动，发现和处理诊疗方面的不足和存在的问题。

1.经治医师巡诊

整体医疗要求经治医师每天下班前、晚间和节假日必须巡诊，其目的是了解患者的病情变化，当日医嘱执行情况，治疗效果和当日的检查结果，安排次日诊疗计划，向值班医师交代有关病情及注意事项等。

2.上级医师巡视

应坚持每日巡诊1次，重点巡视新入院、危重、疑难、急诊、手术后和诊断不明的患者，提出诊断、检查、治疗、护理方面的意见，发现和纠正下级医师诊疗工作中的不足和问题。

（五）会诊

会诊是整体医疗的重要内容，是发挥整体智慧，解决疑难、危重、涉及多学科的病症和技术难题的诊疗活动，以提高整体医疗质量。

1.科内会诊

对本科疑难重症病例，由经治医师或主治医师提出，由科主任或主任医师主持，全科医师和有关护理人员参加，各抒己见，最后由科主任或主任医师总结出具体的诊疗意见。经治医师必须在病历中详细记录会诊情况，并具体落实会诊意见。

2.科间会诊

凡病情和诊疗超出本科范围，需要其他科室协助诊疗者，应进行科间会诊。科间会诊一般由主治医师决定，经治医师填写会诊申请单，明确会诊要求与目的，及时送交会诊科室。被邀请会诊的科室应派高年资医师会诊。担任会诊的医师应在完成会诊后认真填写会诊意见；如属急诊会诊，应随时前往会诊。凡遇有会诊医师本人不能解决的问题，应请上级医师协助解决。

3.急诊会诊

急诊会诊是科间会诊的一种特殊形式。对紧急危重须抢救的患者或病情突然变化的患者，可申请急诊会诊。邀请方式多采用有线或无线电话直接通知，应邀医师要随请随到，必要时应在现场配合或参加抢救工作。

4.全院会诊

患者病情特殊，须全院会诊时，由科主任提出，经医院领导或医务科批准，邀请有关人员参加。非紧急会诊应提前1～2天将会诊目的和病情摘要报医务科，由医务科确定会诊时间并通知有关人员。会诊一般由申请科的主任主持，特殊情况可由医务科或院领导主持。

5.院外会诊

本院不能解决的诊疗问题须申请院外会诊时，由科主任提出申请，经医务科或院领导批准，可进行院外会诊。院外会诊前应准备好相关资料。院外会诊应首选远程医疗会诊方式。此外，也可采取书面会诊、电话会诊，如患者病情允许，还可采取经治医师陪同患者赴院外会诊。

（六）临床病例讨论

临床病例讨论是整体医疗中解决疑难诊疗问题、总结临床经验、进行临床教学的重要活动，也是学术讨论的有效形式。

1.疑难和危重病例讨论

主要解决疑难和危重病例的诊疗问题，由科主任或主任医师主持，全科医师和有关护理人员参加，讨论前应充分准备相关资料，讨论中应充分各抒己见，主持人对讨论的意见进行概括和总结。讨论情况应在病历中详细记录。

2.术前病例讨论

为防止失误保证手术的成功，凡属重大手术、危重患者手术、新开展的手术、特殊病例手术等必须进行术前讨论。科主任、主治医师、经治医师、手术医师、麻醉医师、相关专科医务人员、护士长和有关护士等人员参加。重点讨论手术适应证、手术方案、术中注意事项、特殊情况处理措施和术后处理等问题。

3.出院病例讨论

根据出院患者的具体情况而定。由主治医师以上人员主持，全科医师、护士长和有关护士参加。主要讨论出院诊断、病历书写和临床医疗护理质量等问题，总结经验教训，改进工作。

4.死亡病例讨论

凡住院死亡病例，应于死后1周内进行死亡病例讨论。如属尸检病例，应待病理报告后再进行讨论。死亡病例讨论由科主任或主治医师主持，有关人员参加，主要讨论分析死亡原因，总结医疗护理工作经验教训等。讨论情况应详细记入病历。

5.临床病理讨论

临床病理讨论是临床教学、提高学术水平、提高整体医疗质量和总结经验教训的有效方法。通常由医院统一组织，由专家、教授或院领导主持，选择临床中疑难、罕见的病例或相关死亡病例，经病理检查明确了诊断，具有教学和学术交流价值的，在全院范围内进行，有关人员参加。临床病理讨论应有详细系统的病历报告、相关的检查结果提供给与会人员。与会人员发言后，由病理科人员报告病理检查结果和病理诊断，最后由主持人总结发言。

（七）治疗

临床治疗是整体医疗中非常重要的环节之一。临床治疗的范围和内容十分广泛，包括药物治疗、手术治疗、物理治疗、放射治疗、介入治疗、心理治疗、营养治疗、体育疗法等，治疗工作通常是以医嘱的形式来实现的，由医师和护士既有分工又有协作进行的。

1.医嘱

医嘱是医师根据病情和诊疗需要下达的有关诊疗和护理的医疗文书，是在整体医疗中对患者实施各项诊疗、护理的依据。因此，医师下达医嘱必须严肃谨慎，认真负责，复查核对，字迹清晰，不得涂改，剂量准确无误，用法合理。各级医师查房时，应认真检查医嘱是否需要更改、停止或整理医嘱，护理人员要定期查对医嘱，并提醒和督促医师停止和修改医嘱。

（1）长期医嘱：凡病情需要治疗、护理连续地、有规律地进行者，医师可下达长期医嘱。这种医嘱如果医师不更改或撤销，则可长期执行下去。因此，医师下达长期医嘱应根据病情需要，要有计划、有针对性，重点要突出，不宜过多，要严密观察患者的不良反应，并根据病情变化，及时更改或停用长期医嘱。

（2）临时医嘱：因病情需要进行临时性治疗、护理措施时，医师可下达临时医嘱。临时医嘱开出后要交代清楚，应在15 min内执行，有的要立即执行。临时医嘱只有一次性指令性效力，不能连续执行。经治医师和执行护士应随时观察治疗结果和反应。

（3）备用医嘱：是根据患者的病情，预测患者可能出现某种特殊情况时应用的医嘱，多用于夜间。备用医嘱以少用为宜。为防止差错，备用医嘱应有显著标志，并做好交接班。

（4）口头医嘱：只有在紧急和抢救患者的特殊情况下采用，一般情况下不宜采用。在抢救现场人员多的情况下，口头医嘱必须由科主任或主治医师一人下达，执行者在执行前再复述一遍医嘱内容，经过另一人查对后才能执行，并做好记录。经治医师要及时补记口头医嘱的内容。

医嘱是关系到患者安危的大事，下达和执行医嘱的要求是：①医师查房后要尽早下达医嘱，一般应在上班后 2 h 内开出并复查 1 次。②医嘱要求层次分明，内容清楚准确，不得涂改，如必须撤销，应用红笔填写“取消”字样，并签名。③转抄和整理医嘱必须准确，并认真执行查对制度。④手术后和分娩后要停止术前和产前医嘱，应重开医嘱。⑤医嘱用药及各种处置措施要有依据，应在病程记录中反映出来。

2.危重患者抢救

抢救室（急救室）应有充足的抢救药品和必要的抢救仪器设备。抢救危重患者时，原则上由科主任或主任医师主持。抢救工作应事先制定抢救方案，抢救中要明确分工，做到严密组织，积极抢救，密切观察，相互合作，忙而不乱，详细记录，结束后认真总结。

（八）病历

1.病历的重要性

病历是记载患者的疾病发生、发展、转归和实施医疗过程的记录，是重要的医疗档案，是医院信息的重要来源，是为医疗纠纷提供法律依据的重要证据。系统完整的病历对保证诊断及时、正确、全面，制定有效、合理的治疗措施等均具有重要意义，病历还是科学研究的重要资料。因此，在整体医疗中，必须把病历质量作为提高医疗质量的重要内容，常抓不懈。

2.住院病历的基本要求

(1)病历书写要及时、准确、客观、真实，项目齐全，系统完整，字迹清晰，不得涂改，绝不能弄虚作假。

(2)入院病历一般应于次日上午主治医师巡诊前完成，最迟须在 24 h 内完成。

(3)实习医师书写的病历应由住院医师审核修改并签名。

(4)重点突出，主次分明，条理清晰，有分析综合，真实地反映病情变化和诊治过程与结果。同时，对患者的症状、病情变化、心理问题、饮食与睡眠、诊疗计划、特殊检查结果、会诊意见、病例讨论情况、诊疗操作情况和效果、重要医嘱修改或停止的依据、转科（转院）原因、出院时情况、死亡原因等均应详细记录。

(5)格式正规，符合常规要求。住院患者的病历包括住院病历、入院记录、病程记录、会诊记录、病例讨论记录、手术前小结（术前讨论）、手术后记录、转科（转院）记录、出院记录（小结）、死亡记录等，应根据患者的实际情况撰写；上级医师对住院病历应进行必要的审核修改，并签名。目前，许多医院已告别医师手写病历的历史，进入“电子病历”时代，但其标准要求是相同的，病历的基础工作仍不能忽视。

（九）健康教育

1.健康教育的概念与意义

健康教育是医院的重要任务之一。1982 年，国家原卫生部在《全国医院工作条例》中明确规定：“加强对患者宣传教育，为患者创造一个整洁、肃静、舒适、安全的医疗环境。”健康教育的概念可概括为：“健康教育是培养人们良好生活、工作行为，消除危害健康的危险因素，保持躯体、精神和社会等方面处于完好状态的活动。”也有的将健康教育的概念概括为：“健康教育是研究传授保健知识和技术,影响个体和群体行为,预防疾病,促进健康的一门科学。”随着社会的进步和物质文化生活水平的提高,人们的健康意识明显增强,对于健康知识的需求越来越强烈。由于许多疾病是由不良的行为方式和生活方式所致,因此,健康教育在促进人们保持最佳的身心状态,改变不利于健康的行为习惯和生活方式,预防疾病和促进康复,维护健康具有重要意义。

医院开展健康教育,是预防和治疗疾病积极有效的手段之一,而且能起到密切医患关系,减少医疗纠纷,降低医疗费用,节约卫生资源,培养患者自我康复能力,提高生活质量等方面的作用。因此,医院在开展整体医疗中,必须对住院患者或其家属开展健康教育。

2.住院健康教育的形式与方法

(1)分析患者的需要:患者由于病情、心理状态、生活经历、个人嗜好、知识水平和文化程度的不同,对健康教育的需求也不尽相同。因此,应根据患者的实际情况,确定健康教育的目标,拟定健康教育计划,明确在什么时间、何种场合、教育内容、教育人员、教育方法、教育工具等有关问题。

(2)健康教育方法:①与患者个别交谈或咨询。通常由医师或责任护士进行。医务人员要特别注意谈话的态度和技巧,要采取同情、接纳、帮助、指导的态度,不要批评、指责、训斥,态度要和蔼热情,表达要通俗,使患者易于接受。②利用宣传资料。编印一些有关健康知识的科普资料,免费供患者阅读;或利用宣传橱窗介绍有关的健康知识。③听取患同类疾病的患者介绍恢复健康的经验。④集中讲解。将同类患者集中在一起,由医务人员讲解健康知识,并进行答疑。⑤利用声像手段进行教育。如利用医院有线电视讲解健康知识,或播放健康教育录像资料等。⑥教育时应有必要的工具和演示,如模型、挂图、录像资料等,对锻炼的方法等有关内容医务人员应进行演示。⑦制定消除影响健康的危险因素的计划。通过健康教育,医务人员要告知患者存在哪些影响健康的危险因素,如吸烟、过量饮酒、肥胖、饮食不合理等。并帮助制定改变不利于健康的行为和生活方式计划,使患者知道应采取何种行动,怎样采取行动,促使患者努力排除危险因素。

(3)教育时机:①入院教育。指患者入院时对患者或家属进行的教育,主要内容是病区环境、科室有关人员介绍,医院有关规章制度,如生活制度、探视制度、饮食制度、卫生制度、预防感染制度等。②住院教育。指患者住院期间所进行的健康教育。应针对各类患者的健康问题和相关疾病进行有目的、比较系统、深入浅出的教育。③出院教育。指患者已经康复或病情稳定出院时所进行的教育。应针对患者恢复的情况,重点对病情现状,如何巩固疗效、防止复发和需要注意的问题进行教育,帮助患者建立起健康的生活和行为习惯。

(十)出院后服务

出院后服务在整体医疗中占有重要地位。开展整体医疗,必须认真做好出院后服务工作。①患者出院时向患者及家属详细交代注意事项。②提供费用结算清单。③对起居、饮食、康复、保健、运动、用药等问题进行具体指导,也可发给与其疾病相关的《出院指导》文字材料。④需要告知复查者其复查时间。⑤患者出院时应欢送,对行动不便者帮助联系交通工具。⑥需要设立家庭病房者,安排设立家庭病房,实行上门服务。⑦重点患者进行追踪随访。随访应有明确的目的和计划,有专人负责,设计随访表格,认真详细记录,保证随访资料真实、完整。随访可采取电话、书信、网上、上门等方式进行。

四、住院整体医疗的要求

（一）优化住院环境

医院应努力改善住院条件，为患者提供有利于促进身心健康的休养环境，以配合整体医疗的开展。如病房应做到清洁、安静、整齐、美观、舒适；通风、采光和温度、湿度符合要求；一个病房床位不宜太多，一般床与床之间的间隙不应小于 1 m，以免患者之间互相干扰；每个病房应有卫生间、洗浴设备、中心供氧和中心吸引系统、空气调节系统、电话、储物柜等。住院区应有一定面积的小园林并实现绿化、美化，供患者休息和散步。

（二）注重医疗安全

抓好医疗安全，防范医疗事故和纠纷，是医疗服务中的一项重要任务。在整体医疗中，要切实注重医疗安全。

①树立风险意识：医疗活动每个环节都存在着风险。因此，医务人员要加强责任心，严格执行相关法律法规和规章制度，以保证医疗安全。

②牢固树立服务意识：要坚持“以患者为中心”“以人为本”的理念，尊重患者的知情权、同意权、选择权，保护患者的隐私权等权益，加强与患者及其家属的沟通，认真履行告知义务，建立医患双方相互信赖的关系，力争医患之间实现“零距离”“零投诉”；诊疗工作实现“零缺陷”“零纠纷”。

③树立维权意识：由于医疗单位承担着举证责任，医院必须重视证据保全。对死因不明或对死因有争议的患者，医院应依法主动申请尸体解剖，对证人的证言记录、书证和物证等证据要妥善保管。医院可设立医疗风险管理办公室，聘请法律顾问，负责处理医疗纠纷，既要保护患者的合法权益，又要维护医院和医务人员的合法权益。

④规范病历管理制度：病历作为医疗纠纷的主要证据，其书写和管理必须严格遵守《病例书写基本规范》《医疗机构病历管理规定》和《医疗护理技术操作常规》的有关规定。

⑤加强技术建设与管理：医疗技术是提高医疗质量、保证医疗安全的基础。因此，医院必须注重提高人才素质，严格技术准入制度，对引进、研发的新技术和开展新项目要进行风险评估，严格履行审批手续。

⑥建立监控机制：建立和完善医疗安全监控网络，充分发挥医院医疗质量管理委员会、医疗质量管理科、医疗风险管理办公室、科室 TQC 小组以及科主任、护士长在医疗质量管理中的作用，以保证医疗安全。

⑦建立激励机制：要把医疗安全与个人晋级和任期目标考评挂钩。对在医疗安全中做出显著成绩者，要给予适当的奖励；对因责任心不强、工作失职而导致医疗纠纷或造成医疗事故者，要进行严肃处理。

（三）实行责任医师负责制

病区责任医师是对住院患者实施整体医疗的主要负责人，实行 24 h 负责制，对所分管的患者全程负责。要求责任医师应坚持以人为本，以患者为中心，认真负责，全心全意为患者服务，做到诊断及时、正确、全面，治疗合理、有效、彻底，不给患者增加不必要的痛苦和损害，收费合理，注重医疗安全，尊重患者的权益。其主要工作是做好检诊、查房、病历书写、下达医嘱、参加病例讨论、参加手术、参加会诊和危重患者抢救，做到合理检查、合理用药、合理治疗，对患者进行健康教育与指导，开展医学心理服务，做好出院后随访等。凡遇有重要问题，应及时向上级医师请示报告。

（四）医学心理服务

人，是身心与社会环境统一的有机整体。人的疾病发生、发展与转归，不仅与躯体因素有关，而且与心理、社会因素密切相关，因此，在住院整体医疗中，必须运用医学心理学知识，为患者提供心理服务。

（五）加强人际沟通

人际沟通是指人际间的信息交流与传递。临床医疗工作是通过医务人员之间结成牢固的人际关系和医患双方结成暂时人际关系的基础上展开的。医患关系如何，对医疗工作至关重要。在医疗工作中，医患沟通有着特别重要的意义，是医疗工作的重要组成部分，也是医务人员应具有的知识和技能之一。医务人员与患者之间没有沟通，没有交往，医务人员无法了解患者，也无法使患者了解自己的情况；医务人员之间缺少或没有沟通，在医疗工作中，医务人员之间就无法协同一致地为患者提供优质服务。因此，开展整体医疗，必须十分重视与加强医患之间和医务人员相互之间的沟通。

（六）制定医疗控制指标

住院整体医疗要制定医疗控制指标，作为考核、评价整体医疗成效的尺度。指标及控制值应根据上级的有关要求和医院、科室的任务、收治对象等具体情况而定，但要体现出先进性、可行性、可考评性，能起到促进作用。

1.诊断质量指标

主要有：①临床初诊与确诊符合率。②住院患者初诊待诊率。③入院3日确诊率。④平均确诊天数。⑤手术前后诊断符合率。⑥临床与病理诊断符合率。⑦会诊及时率等。

2.治疗质量指标

主要有：①治愈好转率。②危重患者抢救成功率。③治愈出院者平均住院日。④医疗错差发生率。⑤无菌手术切口甲级愈合率。⑥无菌手术切口感染率。⑦院内感染率。⑧同一疾病重复住院率等。

3.工作效率指标

主要有：①床位使用率。②出院者平均住院日。③病床周转次数。④术前平均住院日等。

4.护理工作指标

主要有：①病区管理合格率。②护理技术操作合格率。③基础护理合格率。④特护、一级护理合格率。⑤急救物品完好率。⑥无菌物品灭菌合格率。⑦陪护率。⑧护理文书合格率等。

5.其他指标

主要有：①三级检诊合格率。②危重患者查房及时率。③甲级病案率。④处方合格率。⑤尸检率。⑥手术前医师谈话率。⑦重要医疗措施患者或家属同意签字率。⑧传染病登记报告及时率。⑨健康教育率等。

第五节 整体医疗与整体护理

护理学是医学领域中的一门综合性应用科学,包含了自然科学、社会及人文科学等方面的知识。护理的目标是帮助公众满足人的基本需求,是通过"促进健康、预防疾病、恢复健康、减少痛苦"这四项护士的基本职责来实现的。护理工作在整体医疗实践中发挥着重要作用。护理水平直接影响到整体医疗的发展与效果。护理的实践与理论经历了以疾病为中心、以患者为中心和以人的健康为中心的三个阶段。当前的护理观念和护理模式主要为整体护理(holistic nursing care)。整体护理是以患者为中心,把患者视为生物、心理、社会多因素构成的开放性有机整体,以满足患者身心需要和恢复健康为目标,运用护理程序,采用系统、计划、全面护理的理念进行护理实践。整体护理是在现代科学交叉综合发展趋势下,以及由此而形成的大卫生观、健康观的影响下产生的,它与整体医疗观是一致的。

一、整体护理的由来

整体护理是一种以人为本的护理临床实践。其由来可追溯到19世纪中叶,南丁格尔首创了科学的护理专业,当时对患者的整体护理就很重视。1920年,扬·史末资(Jan Smuts)出版了《整体与发展》一书,详细阐述了整体概念,强调在社会各个领域中运用整体理论的重要性。1948年,WHO提出了人健康的定义:"健康不仅仅是没有身体上的疾病和缺陷,还要有完整的心理和社会适应状态",为护理学科发展开辟了广阔的领域。1955年,美国护理专家霍尔(Hall)首次提出"护理程序",为整体护理实践奠定了基础。1980年,美国护士学会最新定义了护理学的概念:"护理是诊断和处理人类现存的和潜在的健康问题的反应"。自此,以护理程序为核心的整体护理在全球得到推广,1994年整体护理被引入我国。

二、整体护理观的内涵与外延

(一)整体护理观的内涵

整体护理观实际上是一种以人为主体的护理观念。它认为:①人是一个由机体各部分组成的有机整体。个体的健康和正常功能有赖于机体各部分相互关系的协调和平衡状态,整体护理观要求护理必须着眼于患者整体与各部分之间的关系与调整,充分认识局部病变对人体整体的影响。②人是一个身心相互作用的整体。人的整体功能依赖于身心协调和平衡状态。护士必须关心患者的心理反应,重视心理护理。③人与环境构成层次性整体。人体要维持自身的存在、健康和发展就必须与外界环境保持和谐适应的关系,整体护理在实践中强调环境对人体健康的影响。④人是不断发展变化的整体。护理工作必须注意患者身心发展变化,运用护理干预,促使人体向健康方向发展。⑤人是具有多样性的独特整体。人与人之间存在生理、心理、社会、文化方面的诸多差异,护理必须重视差异,了解患者独特需要,实施个体化护理。

(二)整体护理的外延

整体护理的外延比较广泛，主要涉及以下几个方面：①护理教育。教育是整体护理实施的前提，护理教育内容的改革与完善是实施整体护理、提高护理质量的保证。②护理管理。管理是整体护理的重要保证。病区建设和整体护理实施，依赖于强有力的管理，从而保证整体护理质量。③社会需要。社会需要是整体护理发展的动力，经济的增长对现代护理提出了新的要求，护士不再局限于基本操作，遵照医嘱办事和对患者进行疾病的护理，而应有独立处理问题的能力，对患者进行身心整体护理。④护理服务态度。改善服务态度是整体护理成功的必要条件。要求护士要有良好的素质，对待患者热情诚恳，回答问题要文明，满足患者社会-心理需求。

三、整体护理的工作模式

(一)责任制护理

指患者从入院到出院由 1 名护士全面负责的护理工作制度。其组织形式是由 1 名责任护士分工负责数名患者并实行 8 h 在班，24 h 负责制。这种工作模式产生于 20 世纪 50 年代，70 年代在美国推广。

(二)小组护理

指由 1 组护士负责护理 1 组患者，每组由 1 名高年资护士担任组长，由组长负责进行业务指导、质量检查、修订护理计划和小组分工与组织协调等。

(三)健康小组

即由与患者治疗护理相关的医师、护士、药剂师、营养师、物理治疗师、健康教育专职人员、心理学家和社会工作者及医院行政人员组成健康小组，小组的功能是利用群体的智慧为患者提供一体化服务，护士在小组中充当计划者、照顾者、教育者、协调者等多种角色。

(四)临床护理路径

临床护理路径是在健康小组工作模式基础上建立的一种新的护理工作模式。临床护理路径由多学科组成的健康小组为一类特殊患者共同设定的住院护理模式。“路径”以表格形式列出患者在规定的住院时间内，医护人员每日应完成的工作。该模式的优点是能够以患者为中心协调医疗护理工作，保证护理工作的连续性，增强护理工作的科学性，减少失误，提高患者满意度。

(五)无间隙护理

指以护理计划为依据，为出院患者提供的不间断护理。护士通过运用出院计划为患者提供高质量的以家庭或社区为中心的护理，保证患者出院后得到持续的、必要的照顾，形成跨医院与社区、家庭之间的整体护理新模式。

四、整体护理工作程序

整体护理工作程序包括护理程序和患者教育程序 2 个方面。

(一)护理程序

护理程序是指以增进服务对象的健康而进行的一系列的护理活动，也是一种科学的确认问题和解决问题的工作方法。护理人员通过护理程序的一系列有目的、有计划的步骤和行为为服务对象提供包括生理、心理、社会、文化等全方位、多角度、多层次的整体护理，使服务对象达到最佳健康水平。

护理程序可分为5个阶段：①评估。该步骤的主要工作是收集患者的相关资料。②护理诊断。该阶段的工作主要是分析取得的资料、找出护理问题、确定护理诊断(或护理问题)。③计划。计划阶段的主要工作是针对不同的护理诊断制定相应的护理目标，根据护理目标再制定相应的护理措施。④实施。即将制定的护理措施付诸实践的过程。⑤评价。该步骤是将实施护理措施后的患者状态，即护理效果与预期的护理目标相比较并修订原有计划的过程。护理程序的各个步骤是按顺序循序展开的，各个步骤的实施都是在开放的情况下循环往复地进行，直到服务对象达到健康的最佳状态。

(二)患者教育程序

是以帮助患者及其家属提高自我护理能力，建立有利于康复的健康行为而进行的一系列教育活动，也分为5个步骤：①患者教育需求的评估。主要是判断患者或家属对疾病和健康的认知程度及行为表现，为制定教育计划提供依据。②确立护士教育目标和患者学习目标。教育目标是护士为达到教育目的而提出的具体的施教目标，其行为主体是护士，教育目标能否实现，依赖于患者的参与。患者学习目标是患者为达到特定的教育目标而确定的具体行为目标，其行为主体是患者和家属。③制定教育计划。教育计划分为标准教育计划和个体教育计划。④实施教育计划。⑤教育效果评价。

五、整体医疗与整体护理的一致性

整体医疗需要整体护理的密切配合，相互协同。整体护理的开展，无疑是对整体医疗有力的促进，两者积极的配合与协同，相辅相成，实现优势互补，必将产生1+1＞2的效果。整体医疗与整体护理两者的一致性主要表现在以下几个方面。

(一)两者的服务理念相一致

整体医疗与整体护理的观念都遵循“人本”原理，它们都坚持医疗护理服务应实现从“以疾病为中心”到“以患者为中心”、从“以患者为中心”到“以人为中心”的转变，为患者、亚健康人群和健康人群提供生理、心理、社会、文化等多方面的个性化服务。

(二)两者所遵循的医学模式理论相一致

整体医疗与整体护理都是以现代生物-心理-社会医学模式理论和医学整体论为指导，在医疗护理服务中强调整体观念，为促进全人类健康服务。

(三)两者的目标相一致

整体医疗与整体护理都以实现医学目的为目标，两者都注重改革单纯的医疗观念，以社会需求为动力，拓宽服务领域，走出医院、走向社会，为社会人群提供包括生理、心理、医疗、护理、预防、保健、康复、健康教育、健康指导、计划生育优生优育技术指导和临终关怀等整体服务，以满足社会人群日益增长的健康需求。

(四)两者都注重学习运用医疗护理质量管理的新观念、新方法

目前，医疗护理质量管理出现了新的发展、新的趋势。如循证医学、循证护理、质量实时控制、持续质量改进、临床医疗路径、临床护理路径等。整体医疗和整体护理都注重学习运用现代

医疗护理质量管理的新观念、新方法，把医疗护理最新科研成果用于临床医疗护理实践，从而能有效地提高医疗护理质量和整体效益。

（五）两者都注重与社会主义医疗市场相适应

马克思认为，在"市场经济条件下，服务也是商品。"我国已加入 WTO，医疗市场进一步开放，势必加剧医疗市场激烈竞争的程度，医院在激烈的医疗市场竞争中求生存、求发展，必须主动适应医疗市场的要求，而整体医疗与整体护理密切配合与协同，是适应社会主义医疗市场要求和增强医院竞争力的有效措施。

（六）两者对服务对象的认识相一致

医疗护理服务的对象是"整体人"。把生物学的人与社会心理的人视为一个整体，把人与其所处的环境视为一个整体；强调人是由生理、心理、社会、文化等方面的组成的不可分割的整体，医疗护理要关心人的整个生命。因此，整体医疗与整体护理对服务对象的认识是完全一致的。

（七）两者对护士角色和护理工作的认识相一致

整体医疗与整体护理都认为护士角色应是多元化的，护士不仅仅是照顾者，同时还应是教育者、管理者和研究者。护士的角色行为应从"执行型"向"操作＋思考型"转变，都认识到护士角色在整体医疗中具有特殊的、不可替代的作用。护理是自然科学与人文、社会科学的综合体，护理工作应是系统的、连续的、不间断的、以人为中心的活动，应按照护理计划对人实施全面的、整体的、包括身心两方面的护理。护理的基本特征是了解现象、应用理论、采取行动、评价效果。因此，整体护理与整体医疗相互配合定能促进整体医疗健康有序的发展。

第六节　整体医疗中的康复工作

康复医学作为现代医学崛起的一颗新星，在整体医疗中越来越显示出其重要性并焕发出强大的生命力。

一、康复医学的概念与现状

（一）康复医学的概念

康复医学是一门研究如何对病、伤、残所致的功能障碍进行评估、治疗、训练以达到改善或重建患者身、心、社会功能的一门科学。它包括：①研究对象。指伤病引起的功能障碍（包括功能全部或部分丧失）、功能衰退、功能发育不全。②评估。评估是康复训练的基础，没有评估就无法规划治疗，评价治疗，评估至少在治疗的前、中、后各进行 1 次，根据评定结果，制定康复治疗计划。③康复措施。包括物理治疗、作业治疗、语言治疗、心理治疗、康复护理、职业康复训练等。④康复目的。使患者的身、心、社会功能尽可能得到恢复、改善、代偿或适应，从而最大限度地提高患者的生活质量，最终回归社会。

当前，康复医学从治疗手段出发，可能成为一个涉及功能解剖学、运动生物力学、神经生理学、骨伤科学、老年病学等多学科的庞大学科群，为顺应多学科介入特点，康复医学的服务方式也必然走向扩展化的交叉服务模式。康复医学也是“预防医学、保健医学、临床医学”的重要组成部分，充分体现了生物-心理-社会整体化的医学模式，是整体医疗中的一项重要工作。

（二）康复医学的现状

1.康复医学已列入日程

康复医学专业于20世纪80年代在我国逐渐兴起，并结合祖国医学传统的康复理论和技术，使康复医学有了逐步的发展，在提高对康复医学重要性的认识、培养康复专业队伍、开展康复教育、老年疾病康复、脑血管疾病康复、心血管疾病康复、瘫痪康复、儿科康复、癌症康复、聋哑康复等方面都有了一定的进展。1994年国家颁发的《医疗机构基本标准(试行)》中规定三级综合医院的临床科室应包括康复科，有的医院单独设立了康复科，有些医院将康复科与理疗科整合为康复理疗科，为我国的康复医学事业打下了一定的基础。

2.康复人才奇缺

尽管康复医学在我国有悠久的历史，但与西方发达国家相比还相距甚远，康复医学教育还远远没有普及。

3.康复意识薄弱

由于许多人对康复医学缺乏全面深刻的理解，康复意识淡薄，观念落后，认为康复就是理疗、针灸、按摩，康复就是疗养，因而使许多有康复适应证的患者没有及时转入康复治疗，使他们失去了最佳的康复时机。有些医师重临床轻康复，以治疗代康复，结果使临床医疗与康复医疗脱节，增加了患者的致残率。如瘫痪患者长期卧床，由于制动导致关节挛缩、变形、足下垂等继发性肢体功能障碍，增加患者的痛苦。若康复医疗能早期介入，就可以有效地减少并发症，促进功能的康复。

4.康复医疗体系尚不健全

在医学科学取得巨大进步的今天，各种疾病的治疗已有了较好的手段。随着经济的发展，人们生活水平的提高和医疗保健制度的完善，人口寿命将继续延长，人口构成中老年人的比例将日趋增大。老年人常患有多种慢性病，如心肌梗死、脑血管意外、癌症、骨质疏松等，约有50％的老年患者需要康复治疗。因此，提高患者生活质量已成为当今康复医学的研究热点。但是，由于康复医学的教育尚未普及，人们的康复意识薄弱，临床医师们把治病的重点放在临床上，对疾病的治疗缺乏整体性，许多医务人员误认为患者出院后，医疗工作就基本结束了，患者的后续治疗没有得到延续，使功能恢复受到影响。另一方面，社会上一些人误认为康复就是按摩、美容、桑拿等，误导了人们的康复观念。也有些医务人员误认为康复中心就是“疗养院”“收容院”或是“临终关怀医院”等，将一些无康复意义的患者推给康复部门，结果使相当数量的康复患者得不到有效的康复治疗，给家庭和社会带来更大的负担。

二、开展康复医疗的思路与方法

随着医学科技的进步和人们生活水平的提高，康复医学的地位已经在社会上得到广泛的重视，并正在走向市场的前沿。

（一）普及康复医学教育，增强康复意识

尽管我国开展了不同层次的康复医学教育，但与西方发达国家相比差距甚远。要积极引进先进的康复医学模式，加强国际协作。同时发挥国内已设立康复医学专业的高等院校的骨干作用，充分利用现有的康复医学教育资源，建立培养康复医学的人才基地，增强全社会的康复意识。

（二）建立专业康复课程，培养康复专业人才

医学院校或医科大学应设立康复医师和康复治疗医师的专业大学本科或专科课程。并与有关医学课程配套，要使康复从业人员及全体医务工作者认识到康复治疗的重要意义，掌握康复专业知识，提高康复医学水平。著名的康复医学专家美国纽约大学腊斯克(Rusk)教授认为，康复治疗是临床的继续，如不进行康复治疗，意味着临床医疗工作并没有结束。临床康复实践也已证明康复对提高临床疗效具有显著作用。因此，培养康复专业人才，对促进康复医学的发展，增进人们健康，提高人们生活质量具有十分重要的意义。

（三）规范康复治疗行为，提高康复治疗质量

随着人们对生活质量的要求不断提高，康复治疗正在逐步普及。但康复治疗市场管理不够完善，缺乏专业人员及治疗标准，影响康复治疗效果，甚至损害患者利益。加之许多医务人员对康复医学缺乏正确的理解，康复治疗工作跟不上客观需要，质量不高，使许多患者失去了康复的最佳时机。要规范康复治疗行为，建立康复治疗标准，康复医师及有关专业人员必须具备正规学历并获得执业医师上岗证。康复医师和康复治疗医师在临床工作有明确的职责分工，康复医师的职责主要针对患者的检查、诊断、功能评估，开出康复处方；而康复治疗师则在医师的指导下对患者进行治疗及相应的功能锻炼，帮助恢复功能和社会生活能力。康复医学是一门科学，康复医师和康复治疗师应该在掌握全面的临床医学知识和技能的基础上，不断丰富临床工作经验，才能胜任康复治疗工作。对社会上没有执业医师证书的康复从业人员，要严格管理，保障我国康复事业健康发展。

（四）建立康复医疗网络，实施网上远程教育和会诊

建立康复网络是城乡卫生服务的基本内容之一，要确保康复网络在社区卫生服务中发挥作用，社区卫生服务应融预防、医疗、保健、康复等为一体，为患者提供全方位，多层次的整体医疗服务。

三、整体医疗与康复工作

整体医疗的特点突破了“治病”的单一观念，实现了治病的整体性，强调了预防、保健、临床康复的一体化。康复是临床治疗的继续，是疾病康复的重要阶段，是医学领域的重要组成部分。

（一）健康与康复

随着医学科技的进步，文化和经济水平的提高，人们对生活质量的要求也逐渐提高。因此，健康的概念和医学模式也发生了变化。医学不仅要治病救人，而且要促进生活质量的提高，即生理、心理、社会、生活、工作等方面的完好状态。康复医学作为医学的一个重要方面，已成为医学的重要组成部分，它使人们的健康达到了最佳状态。长期以来，人们受传统观念和世俗文化的影响，认为健康的含义就是没有疾病，这是不全面的，不确切的。世界卫生组织对健康的定义是：“健康是身体上、精神上、社会上的完好状态，而不仅仅是没有疾病或虚弱。”并且提出“健康是基本的人权，达到尽可能的健康水平，是世界范围的一项重要的社会目标”。这一定义问世以

来，使人们的健康观念发生了质的变化，从而结束了“无病就是健康”的旧的观念。整体医疗的特点在于揭示了人们的治病的本质，不仅要治好病，更重要的是实现最高的健康境界，这就是康复医学应发挥的作用。

（二）康复与临床医学的关系

美国著名的康复医学专家腊斯克教授认为，康复治疗是临床的继续，如不进行康复治疗，意味着临床工作没有结束。临床实践证明康复对提高临床效果，促进人们健康具有重要作用，它与临床有密切的联系。许多慢性疾病如心肌梗死、脑血管意外、恶性肿瘤、创伤所致的功能障碍等在临床治愈后，还需要康复医疗的早期介入，可以有效地减少并发症，促进功能的恢复。预防医学、保健医学、临床医学、康复医学是人们预防疾病、保障健康不可分割的整体。康复医学作为临床医学的继续是促进健康，提高人们生活质量的最佳保证。可以预测，康复医学与其他学科的结合将更为紧密。康复医学的医师将运用心理医学知识指导工作，疏导患者的心理，调整患者的治疗情绪，并与多学科联合的患者治疗小组相互配合，康复医师与内科医师、外科医师、麻醉医师及其他专科医师相结合，并形成固定的工作模式，旨在解决患者康复中的不同问题。康复医学在整体医疗中正在发挥着重要作用。

四、整体医疗与社区康复

社区康复医疗是整体医疗的一部分，是城乡卫生服务的基本内容之一。1999 年原卫生部（现卫健委）等 10 部委联合印发的《关于发展城市社区卫生服务的若干意见》中指出：社区卫生服务应融预防、医疗、保健、康复、健康教育、计划生育技术服务等为一体（即“六位一体”），提供有效、经济、方便的连续的基层卫生服务。社区康复医疗必须建立社会化的康复网络，才能使整体医疗工作落实到位，为患者、为社会提供全方位的医疗服务。

第八章　医院感染管理

第一节　普通门诊感染管理

一、环境的管理

门诊大厅入口处设立导医台，先进行预检分诊，发现传染病患者或疑似传染病患者，应到指定隔离诊室就诊。儿科门诊、发热门诊、肠道门诊、肝病门诊应与普通门诊分开，自成体系，设单独出入口、隔离室和留观室。各诊室应有非手触式流动水洗手设施或备有手消毒设施。各诊室应有通风设备，每日定时通风换气，保持空气对流。室内保持清洁，每日地面湿式清扫。桌、椅、凳、门把手等物体表面每日用清洁湿布擦拭，当室内各种物品受到病原菌污染时，立即用含有效氯 400～700 mg/L 的消毒液进行消毒处理。

二、物品的管理

每位患者使用后的体温计应在清洁的基础上用 75％乙醇浸泡 30 min，清水冲净，擦干，清洁干燥保存备用。血压计袖带、听诊器等诊疗用品要保持清洁。血压计袖带若被血液、体液污染，应在清洁的基础上用含有效氯 400～700 mg/L 的消毒液中浸泡 30 min 后再清洗干净，晾干备用；听诊器在清洁的基础上用 75％乙醇溶液擦拭。接触未破损黏膜的用品如扩阴器、开口器、舌钳、压舌板等，使用后用清水冲淋初步去除血污，置于专用回收箱保湿暂存，由消毒供应中心及时集中回收分类处理。检查床、治疗床的床单每日更换，有污染或其他传染病患者用过后，应立即更换，并进行消毒处理。一次性医疗用品使用后按医疗废物管理有关规定处理。

三、人员的管理

工作人员应注意服装整洁，并按照标准预防的要求穿工作服、戴口罩和帽子。工作人员手上不戴饰物，不留长指甲，接触患者前后要用流动水洗手或用快速手消毒剂进行手消毒。医务人员应定期体检，并进行必要的预防接种。患有各类传染性疾病、呼吸道感染或有创伤的医护人员，应暂时调离相应的高危部门。已知或疑似传染病患者，应按相应隔离类别进行隔离，并在规定时间内报告。

第二节　肠道门诊感染管理

一、环境的管理

肠道门诊应与普通门诊分开，有单独出入口、独立的挂号收费室、化验室、药房和专用厕所。肠道门诊分设患者通道与医务人员专用通道，“三区”划分明确，并有醒目标志。各诊室应备有空气消毒设备，有专用非手触动式流动水洗手设施。每天下班前用含有效氯 400～700 mg/L 的消毒液拖、擦地面。每天下班前彻底做好清洁卫生后，用空气消毒机消毒 1 h。诊疗床上的床单应每日更换，检查疑似传染病患者后，应立即更换床单。

二、物品的管理

室内桌、椅、门把手用含有效氯 400～700 mg/L 的消毒液擦拭消毒，每天 2 次。患者呕吐物及排泄物加入相当于呕吐物、排泄物量 1/5 的漂白粉拌匀后，静置 2 h 后排放入医院污水处理系统。便器、痰盂等用含有效氯 400～700 mg/L 的消毒液浸泡 2 h。肠道门诊的垃圾一律按感染性医疗废物处理。病历、化验单等纸张应用高强度紫外线照射或臭氧消毒后送出。布类和器械就地密闭包装后送消毒供应中心处理。

三、人员的管理

肠道门诊的工作人员应相对固定。医务人员应按照标准预防的要求着装，戴工作帽、穿隔离衣和工作鞋，检查、治疗、护理时应戴口罩，必要时戴手套。医务人员接诊每位患者后应认真洗手或用快速手消毒剂消毒双手。发现疑似霍乱患者，应及时采样送检，并在送检单上注明疑似“02”。检验人员收到标本后，应立即同时进行直接分离和增菌培养，并在 24 h 内做出初步报告。凡诊断不明确的重症腹泻患者，在排除霍乱前，应在肠道门诊隔离室治疗，严禁转院或送入普通病区。患者确诊后，应立即报告，转入当地卫生行政部门指定的医疗机构隔离治疗，并做好终末消毒处理。

第三节　发热门诊感染管理

一、环境的管理

发热门诊应设立在相对独立的区域内，选择与住院楼和门诊楼有一定距离且相对独立的位置，有明显的就诊行进路线标识，通风良好。发热门诊应设独立的候诊室、挂号收费室、诊疗室、治疗室、检验室、放射检查室、药房、物品储备室、隔离留观室、医务人员卫生间、患者卫生间、医务人员休息室、更衣室、缓冲间等。发热门诊采取全封闭就诊流程，医院人流、物流、车流和洁、污路线相互分开，不交叉，不逆行，有明确的“三区”划分。医务人员通道与患者通道分开。诊室应通风良好，安装空气消毒装置，设有非手触式流动水洗手设施。地面每日用含有效氯 400～700 mg/L 的消毒液拖擦。每天定时进行空气消毒，作用时间＞30 min，并记录。

二、物品的管理

室内桌、椅、门把手用含有效氯 400～700 mg/L 的消毒液擦拭消毒，每天 2 次。听诊器、血压计、手电筒、袖带、隔离垫等按低度危险品消毒处理。体温计使用后立即用含有效氯 400～700 mg/L 的消毒液浸泡 30 min。X 光机、心电图机应门诊专用，用后及时用含有效氯 1 000 mg/L 的消毒液擦拭消毒。

三、人员的管理

发热门诊的所有人员上岗前必须进行有针对性的岗前培训。发热门诊护士应具有临床专业基础知识，应接受有关传染病法规的教育，以及消毒隔离防护技术、危急重症患者抢救技术和相关设备使用的培训。医务人员在接诊前，洗手、着装要规范，并按照国家卫生健康委员会发布的医院消毒隔离指南做好消毒隔离和个人防护工作，避免发生自身感染。严格执行疫情报告制度和发热患者登记制度。医生首次接诊时，要详细询问病史，特别是流行病接触史，并做好患者详细登记和病程记录。每诊治完一位患者，应洗手，并进行手消毒。护士为就诊的患者发放一次性口罩。

第四节　急诊科感染管理

一、急诊科医院感染预防与控制

(一)环境的管理

急诊科应与普通门诊分开，自成体系，设单独出入口和隔离诊室，标志醒目。建立预检分诊制度，发现传染病患者与疑似传染病患者，应到指定隔离诊室就诊，并及时消毒。各诊室均配备非手触式流动水洗手设施或快速手消毒设施。各诊室定时通风，特别是接诊经飞沫传播的疾病和咳嗽的患者后迅速通风。候诊室、诊室、抢救室、观察室、治疗室的物体表面每日用含有效氯 400～700 mg/L 的消毒液擦拭，墙壁、地面、急救推车等如有血液污染，立即用含有效氯 400～700 mg/L 的消毒液消毒清洗。病区、厕所等应分别设置专用拖布，标记明确，分开清洗，悬挂晾干，定期消毒。抢救室、观察室、治疗室每天定时进行空气消毒，作用时间大于 30 min，并记录。每间病区应配备黑色塑料生活垃圾袋并及时更换，封闭运送。医疗废物与生活垃圾应分开装运；感染性废物置于黄色有标识的专用废物袋内，必须及时进行无害化处理。

(二)物品的管理

抢救器材在消毒灭菌有效期内使用，一人一用一灭菌，每周清理 1 次，按照灭菌时间顺序摆放。急诊抢救包、治疗包、检查包应由专人负责管理，灭菌后备用，过期、受潮或污染应重新灭菌。氧气管专用，使用中的氧气湿化瓶、无菌蒸馏水每天更换，湿化瓶清洗干净后用含有效氯400～700 mg/L 的消毒液浸泡 30 min，流动水冲净后干燥保存。各种仪器用 75％乙醇溶液擦拭并使其保持备用状态。一次性输液器、注射器用后按感染性废物处理，针头弃入锐器盒内。

（三）人员的管理

工作人员上班时必须衣帽整洁，严格执行无菌操作规程。每检查一位患者后应用流动水洗手或用快速手消毒剂消毒双手。医务人员在操作中如不慎被锐器损伤，应严格按照医务人员职业暴露应急处置流程进行处理。对疑有传染病的患者应隔离，医务人员应戴口罩，必要时戴手套、穿隔离衣，当患者转走后，进行终末消毒。

二、救护车辆医院感染预防与控制

（一）环境的管理

救护车应有专人负责，专车专用，只能用来接送救治危重患者，不能将救护车和交通车混合应用。建立登记制度，每次接送患者后进行详细登记，包括患者姓名、性别、年龄、疾病名称、接送途中抢救过程、所用药品和器材、护送人员、路程等。每次接送传染病患者后，对车内（包括器材、空气及被服等用品）进行终末消毒。车内空气消毒可用紫外线消毒灯关闭门窗消毒60 min。每次救护车出诊完毕，用含有效氯 400～700 mg/L 的消毒液擦拭救护车地面，同时开窗、开门通风 15 min。每周对救护车进行全面清洁消毒，并进行终末消毒处理。

（二）物品的管理

接送传染病患者后救护车应做终末消毒处理，终末消毒处理包括急救箱内外用消毒液擦拭，有血迹或排泄物污染，对于可拆卸部分，可拆卸后用含有效氯 1 000 mg/L 的消毒液浸泡30 min，然后冲洗、晾干。氧气湿化瓶使用后送消毒供应中心消毒，湿化液为无菌水。如患者在接送途中需要进行手术或注射药物时，采用一次性器材，用完后装入黄色有标识的专用废物袋中或锐器盒内，到达目的地后交医疗废物处置中心处理，不可途中乱扔。救护车上所需急救用品及医用器材在每次接送任务完成后，应进行清点、补充和更换。

（三）人员的管理

护送一般患者，工作人员应穿工作服，戴口罩、工作帽。进行伤口包扎，处理排泄物时应戴一次性手套。护送传染病患者，应按标准预防要求做好个人防护。

第五节　普通病房感染管理

一、病区医院感染预防与控制

（一）环境的管理

病区应宽敞明亮，序号醒目，空床用床单元消毒机消毒处理后，罩上清洁床罩保持备用状态。病区应定时通风换气，必要时进行空气消毒。地面一般情况下采用湿式清扫，当有血迹、体液、粪便污染时应立即用含有效氯 400～700 mg/L 的消毒剂消毒 30 min，再将地面清扫干净。用后的拖布应用含有效氯 400～700 mg/L 的消毒液浸泡 30 min，清洁后晾干备用。病区、厕所等应分别设置专用清洁用具，标记明确，分开清洗，拖布应悬挂晾干，定期消毒。每间病区应配备黑色塑料生活垃圾袋并及时更换，封闭运送。医疗废物与生活垃圾应分开装运；感染性废物置于黄色有标识的专用废物袋内，必须及时进行无害化处理。

（二）物品的管理

病区所用一般诊疗物品，必须按清洗、消毒操作要求进行处理。病床应湿式清扫，一床一巾，床头柜、椅子、床架应每日以湿抹布擦拭，一桌一抹布，用后消毒。患者出院、转科或死亡后，床单元必须进行终末消毒处理。患者衣服、床单、被套、枕套每周更换 1～2 次，枕芯、棉褥、床垫定期消毒，被血液、体液污染时，及时更换。禁止在病区、走廊清点更换的衣物。患者的餐具、便器应固定使用，保持清洁，定期消毒和终末消毒。对传染病患者及其用物按传染病管理的有关规定，采取相应的消毒隔离和处理措施。

（三）人员的管理

医护人员在进行诊疗活动时应遵循标准预防原则，接触患者及从事医疗操作前后应洗手或手消毒。医务人员在诊疗操作中如工作服被血液、分泌物污染，应及时更换。医务人员在操作中如不慎被锐器损伤，应严格按照医务人员职业暴露应急处置流程进行处理。住院患者的安置应遵循“感染患者与非感染患者分开、同类感染患者相对集中、特殊感染患者单独安置”的原则。对住院患者和家属进行医院感染控制相关的健康教育。

二、治疗准备室医院感染预防与控制

（1）室内布局合理，清洁区、污染区分区明确，标识清楚无菌物品与非无菌物品，分开存放，物品定位放置。灭菌物品包外标识清楚、准确，按灭菌日期依次放入专柜，每日清点并检查无菌物品的有效期，过期物品需重新消毒后方能使用。

（2）医务人员操作时衣帽整齐，洗手、戴口罩，严格执行各项无菌操作规程。医务人员发生特殊感染不得进入治疗准备室。

（3）注射采用一人一针一管一带，用后分别放利器盒和感染性废物桶，统一回收处理。

（4）凡侵入性诊疗用物必须一人一用一灭菌；与患者皮肤黏膜直接接触物品必须一人一用一消毒，干燥保存。

（5）无菌治疗盘有效期为 4 h，抽取的药液不得超过 2 h。开启的无菌溶液须在 2 h 内使用并注明启用时间，启封抽吸的各种溶媒超过 24 h 不得使用。无菌敷料罐开启后有效期为 24 h。

（6）各种诊疗、护理及换药操作应按清洁伤口、感染伤口、隔离伤口依次进行，操作前操作者必须洗手、戴口罩、帽子；特殊感染患者如朊毒体、气性坏疽、突发原因不明的传染病病原体污染的器械按照《医院消毒供应中心管理规范》《医院消毒供应中心消毒及灭菌技术操作规范》《医院消毒供应中心消毒及灭菌效果监测标准》要求，应双层封闭包装并标明感染性疾病名称，由消毒供应中心单独回收处理。污染敷料置入黄色有标识的专用废物袋密封运送。

（7）碘酒、酒精瓶每周灭菌 2 次或采用小瓶包装消毒液，开启后有效期为 1 周。

(8)治疗准备室护士负责每周冰箱除霜,药用冰箱不得放置私人物品。

(9)治疗车物品摆放:上层为清洁区;下层为污染区。

(10)配备非手触式流动水洗手设施和速干手消毒剂。医务人员每治疗、处置一个患者,接触污染物品后,应及时洗手或手消毒。

(11)普通区域空气每年至少轮转监测1次。

(12)坚持每日清洁、消毒制度(含空气、地面、物体表面等),操作前后用清水和干净的湿布擦拭台面、治疗车和治疗盘;治疗室的抹布专用并有明显标识。每日地面至少湿式清扫2次,遇污染时及时消毒。

(13)严格执行《医疗废物管理条例》,认真做好医疗废物的分类、收集、转运,交接、登记等工作。

第六节 影像科感染管理

一、放射科医院感染预防与控制

(一)环境的管理

工作间应保持清洁,地面每日湿式清扫,室内的桌、椅、门把手应每日用清水和干净的湿布擦拭1次。各检查室每日定期通风以保持室内空气清新,必要时进行空气消毒。如传染病患者或疑似传染病患者以及开放性伤口患者检查后,应立即对房间的空气、物体表面、设备进行清洁及消毒。

(二)物品的管理

胃、肠检查患者,应使用一次性口杯,做到一人一杯一勺,用后废弃。凡进行钡灌肠、抽吸胃液、插导管等的患者,使用各种引流管应一人一管一用,用后浸泡消毒或高压灭菌。消毒物品应在有效期内,消毒液应按规定定期更换。传染病患者做检查时,应在检查台上垫一次性床单,检查完毕后,将一次性床单置于黄色有标识的专用废物袋交医疗废物处置中心处理。废弃的一次性医疗用品、血液污染物按照《医疗废物管理条例》的要求处置。

(三)人员的管理

医护人员每半年进行1次体格检查,包括结核、病毒性肝炎及血液造血系统的检查。医护人员应衣帽整洁,操作前应用洗手液或流动水洗手,戴好口罩。为传染病患者做检查时,应穿隔离衣甚至防护服,戴护目镜等。每检查一个普通患者后,可以用快速手消毒剂擦手;遇有开放性创伤患者、传染病患者,检查后,应用抗菌皂液及流动水反复洗手。工作人员的手有伤口,进行操作时应戴手套;行造影、介入等侵入性操作时,应戴无菌手套。隔离患者需要进行检查时,主管医生应预先通知或标记有关患者隔离的种类及特殊预防措施。妥善安排检查时间,必要时给患者穿隔离衣及戴口罩,并在担架上铺上隔离床单。有感染或传染病患者检查后,应按隔离要求做好消毒处理。

二、超声科医院感染预防与控制

(一)环境的管理

诊断室应保持清洁,地面每日湿式清扫,室内的桌、椅、门把手应每日用清水和干净的湿布擦拭1次。室内每日定时开窗通风2次。如传染病患者或疑似传染病患者以及开放性伤口患者检查后,应立即用含有效氯400～700 mg/L的消毒液擦拭患者接触过的物品,及时进行空气消毒。

(二)物品的管理

超声探头根据不同的用途和需要,有不同的处理方法。介入手术和感染性疾病患者,对于探头,使用一次性无菌保护套,一人一用一换,使用后的保护套按照感染性废物处理;普通患者使用消毒型的耦合剂,一人一用一消毒;在每日工作完毕后用消毒湿纸巾擦拭探头,悬挂备用。

(三)人员的管理

工作人员应衣帽整洁,操作前应用洗手液或流动水洗手,戴好口罩。为传染病患者检查时,应穿隔离衣甚至防护服,戴护目镜等。传染病隔离患者需要进行检查时,主管医生应预先通知或标记有关患者隔离的种类及特殊预防措施。妥善安排检查时间,必要时给患者穿隔离衣及戴口罩,并在担架上铺上隔离床单。

三、核医学科医院感染预防与控制

(1)工作人员着装整洁,并做好职业防护,非工作需要不得随意进出储源室、治疗室、核素标记室。工作人员进入上述房间进行相关操作时必须穿戴防护用品,佩戴个人放射监测仪和相应的防护设备,每3个月进行1次职业照射个人剂量监测;在接触患者前后,应洗手或以速干手消毒液消毒;非本单位的工作人员,不得随意进入检查室,不得在科室留宿,工作人员不得在工作区域进食。

(2)淋洗、标记、分装的通风橱,每天按时进行紫外线消毒或保持净化清洁,核素淋洗及标记时注意无菌操作,执行侵入性诊疗操作时,须采取无菌技术和尽量减少患者的皮肤黏膜创伤。

(3)全科医务人员应每2年体检1次,包括肺结核、病毒性肝炎的检查,若患有传染性疾病及放射性职业病,应报告防保科,防保科报请院领导审批,根据情况暂调离核医学工作岗位。

(4)保持环境清洁,控制区、监督区清洁工具应专用,不得与非限制区混用。

(5)工作人员应做好环境及患者保护,患者口服碘剂时应使用一次性口杯,并做到一人一杯。进行采血、核素静脉注射时要做到一人一针一管一巾一带。进行影像学检查时,实行一人一单,传染病患者及疑似传染病患者检查后,应立即更换床单,有关物品要严格消毒。进行上述操作时需要穿戴防护服,戴好口罩、手套。核素存放必须放入铅罐,铅罐放入储源室,使用时才能取出,注意安全、防盗。每年进行1次核医学环境评估。普通医疗废物的处理按医疗废物管理制度执行。放射性废物按放射性废物管理制度执行。

(6)检查传染病患者,医务人员执行三级防护,做好环境、物品表面的清洁消毒。

(7)接受放射性同位素检查及治疗的患者,必须使用专用厕所,严禁随地吐痰,以免污染地面。

第七节　营养科感染管理

一、环境的管理

布局合理，选择远离有毒、有害场所的地方，设专用交通通道和出入口。设置食品检验间、杂食库、冷库、面食库、主食操作间、副食加工间。应有单独的熟食加工间，有专用工具。操作间、厨房入口、厕所等处应设洗手装置。食堂及配膳室内外卫生整洁，采取“四定”方法：定人、定物、定时间、定质量。划片包干负责，做到消灭苍蝇、老鼠、蟑螂和其他害虫，消除其滋生条件。人与物的流程路线要顺、短、畅，食物粗细加工，清污以及生熟要分开或分隔，要有独立的熟食库或专用冰箱。厨房应保持清洁整齐，每日将门、窗、桌、台、餐车、餐具、锅及地面擦净，每周大扫除 1 次。配膳室内禁止存放私人物品。

二、物品的管理

营养师负责食品质量的鉴定、检查，确保食物达到卫生标准的要求。从营养科发出的食品必须做到清洁、无毒、无致病菌、无寄生虫、无腐烂变质、无杂物。饭菜要烧熟煮透，现制现吃。需要保存的食品应置于冷藏箱，吃时应回锅烧透，禁止供应发霉变质食品。各类食物的储存，必须将生食与熟食，成品与半成品，食物与杂物、药物，食物与水分开。注意拌凉菜的卫生，要拌的菜放入沸水中约 1 min 后捞出，再放入清洁、消毒的容器内备用。防止食物中毒：烹调前检查是否新鲜可食，存放、加工是否符合卫生要求。烹调时检查洗、切等加工过程是否符合营养卫生要求，烹调后要及时进食。餐具要严格执行“一洗、二刷、三冲、四消毒、五保洁”的工作程序。餐具消毒方法：流通蒸汽（100℃）消毒 20 min，煮沸消毒 15 min，消毒后的餐具放于清洁、密封的容器内，避免再次污染。一般用具包括砧板、锅、铲等，用肥皂水或碱水洗净即可。每季度对营养食堂消毒后的炊具表面、工作人员的手进行采样监测。

三、人员的管理

营养科工作人员从业前须进行卫生宣教和体格检查，持健康证上岗。患传染性疾病（如病毒性肝炎、结核、痢疾、皮肤病等）的人员不得在营养科工作。建立定期体检制度，每年应参加医院组织的体检，按期接受各种必要的预防接种。工作人员应注意个人卫生，做到“四勤”：勤洗手、剪指甲；勤洗澡、理发；勤洗衣服、被褥；勤换工作服（每周换工作服 2 次）。工作人员穿好工作服，戴好工作帽，洗净双手方可进操作间，食堂工作人员不得穿工作服离开工作区。工作人员接触生禽、肉类、鱼、水果、蔬菜后，接触不洁工具、不洁工作面、污染布类后，以及大小便后必须洗手。临床科室的工作人员不得穿工作服到食堂进餐。

第八节　洗涤中心及医用织物感染管理

一、常用定义

医用织物：医院内可重复使用的纺织品，包括患者使用的衣物、床单、被罩、枕套；工作人员使用的工作服、帽；手术衣、手术铺单；病床隔帘、窗帘以及环境清洁使用的布巾、地巾等。

感染性织物：医院内被隔离的感染性疾病（包括传染病、多重耐药菌感染/定植）患者使用后，或者被患者血液、体液、分泌物（不包括汗液）和排泄物等污染，具有潜在生物污染风险的医用织物。

脏污织物：医院内除感染性织物以外的其他所有使用后的医用织物。

清洁织物：经洗涤消毒等处理后，外观洁净、干燥的医用织物。

洗涤：利用洗涤设备、洗涤剂（粉），在介质（水或有机溶剂）中对使用后医用织物进行清洗的过程。

分拣：在洗涤消毒作业场所的污染区内，对脏污织物按使用对象及洗涤消毒工艺需求进行人工清点分类的操作过程。

洗衣房：医院内专门洗涤消毒医用织物的场所。

织物周转库房：选择社会化洗涤服务机构的医院所设置的，洁、污分开，用于接收使用后医用织物和发放洗涤消毒后医用织物的场所。

清洁区：洗衣房内用于经洗涤消毒后医用织物的暂存、整理、烘干、熨烫、储存、发放的区域，以及织物周转库房内用于清洁织物的储存、发放的区域。

污染区：洗衣房内用于使用后未经洗涤消毒处理医用织物的接收、分拣、洗涤、消毒的区域，以及织物周转库房内用于脏污或感染性织物的接收、暂存的区域。

卫生隔离式洗涤烘干设备：利用隔离技术，将双门卧式洗衣机或烘干机安装在污染区与清洁区之间，使洗涤物由位于污染区一侧的舱门装入，洗涤完毕后从位于清洁区一侧的舱门取出的专用洗涤设备。

完全隔离屏障：洗衣房污染区与清洁区之间设置的全封闭式、实质性隔断，除分别开设通道门供人员进出和物品由污到洁运送外，两区之间空气不能对流。

部分隔离屏障：在医用织物洗涤消毒作业场所清洁区内设置的半封闭式隔断，其高度与宽度适应操作需要，空间空气可以对流。

水溶性包装袋：以高分子、多聚糖等为原材料，具有防透水和在特定温度水中自行分裂、溶解特性，用于盛装感染性织物，具有双层加强结构，并印有生物危害警告标志的一次性塑料包装袋。

二、洗涤中心医院感染预防与控制

（1）应设置远离诊疗区域的独立洗涤中心，分为污染区（包括收物交接、分拣、洗涤/消毒和污物车存放处）和清洁区（包括烘干、熨烫、修补、折叠、储存、运送以及洁物车存放处），两区之间应有实际隔离屏障。有收物交接和运送清洁医用织物两个通道，通道间不应有交叉。物流由洗衣区→烘干压熨区→折叠区→清洁衣物存放处，由污到洁，顺行通过，不得逆流。

（2）工作人员应定期进行健康体检（每年至少 2 次），患有痢疾、伤寒、肺结核、各类肠道传染病及化脓性或渗出性皮肤病的工作人员在患病期间不应参与直接与医用织物接触的工作。

（3）工作人员应做好以下防护措施。洗涤中心工作人员上岗必须严格着装，做好基本防护。收集污染被服时，工作人员应穿好工作服，戴好口罩、帽子和手套，接触污染被服后用流动水洗手。污染区工作人员在进行用后医用织物分拣和装机洗涤过程中，应遵循“标准预防”原则，严格执行《医院隔离技术规范》的隔离要求，戴工作帽、口罩、手套，穿工作服（包括衣裤）、防水围裙和胶鞋，必要时穿隔离衣，并按《医务人员手卫生规范》要求加强手卫生。清洁区工作人员在进行医用织物烘干、熨烫、修补、折叠、运送等过程中，至少应穿工作服、工作鞋，并保持手部清洁卫生，防止二次污染。工作区内的更衣室和分拣、熨烫、修补与折叠等区域应建立洗手设施，宜采用非手接触式的水龙头开关。地面、墙面和工作台面应平整、不起尘，便于清洁，每天下班前对污染区应使用 400～700 mg/L 含氯消毒液等拖洗、擦拭地面与台面。清洁区地面、台面、墙面应随时保洁。工作区内应保持良好空气流通，至少应在收集分拣和清洁织物储存区域安装空气消毒设施。

（4）分机分批清洗与消毒。工作人员织物与患者织物分开洗涤消毒；婴幼儿患者织物与成人患者织物分开洗涤消毒；传染病患者织物与普通患者织物分开洗涤消毒。产婴区、新生儿室等婴儿用后的医用织物应专机清洗。医务人员和普通患者用后的一般织物应分机洗涤或分批洗涤。医用织物与非医用织物不得混洗。专机洗涤设备应有相应标识。使用后的一般织物采用热洗涤方法时可不做消毒处理。

（5）感染性织物专机清洗。传染病患者的医用织物均应专机进行常规洗涤；洗涤时不应拆包分拣，应立即处理。被具有传染性、潜在传染性血液、体液、分泌物、排泄物等污染的织物宜先消毒再进行常规洗涤。确认被气性坏疽、人感染高致病性禽流感、H7N9 以及突发原因不明传染病病原体或其他具有生物污染风险的污染织物应使用专用可溶性塑料袋运送，必要时可在外加套一个较为牢固的专用布袋。其他医用织物可使用一次性的橘红色专用（塑料）包装袋或可重复使用的专用袋（箱）运送。对污染严重的织物宜按医疗废物要求处理。

（6）设备消毒。污染织物放入洗涤设备时，应立即对其设备入口处进行消毒处理，可用含氯消毒液等擦拭消毒；洗涤工作完毕后，还应对该设备内胆和外表面进行清洗和擦拭消毒处理，其消毒处理工作应于当天完成。物体表面和地面有明显血液、体液或分泌物等污染时，先用吸湿材料去除可见的污染物，再清洁和消毒。

（7）容器与车辆的消毒。用于盛装医用织物的可重复使用的袋（箱）必须一用一消毒；各诊疗区卫生处置间盛装织物的专用容器应做定期消毒处理（宜每周 1 次），并有专人负责。使用后的医用织物与洗涤后的清洁织物应有洁、污分开的专用车辆、工具和容器运输，不得混装混运。运送使用后的医用织物与洗涤后清洁织物的专用车辆、工具和容器应有独立固定的存放区域，并有明显标识，该区域应有上、下水设施。每次运送使用后的医用织物完毕，其专用车辆、工具和盛装容器应及时进行消毒。运送医用织物时应采用可重复使用的、无毒、无害并便于清洁的专用盛装容器封闭运送，防止污染环境，以利于保洁。

(8)储存。洗涤后清洁织物应储存在清洁干燥处，储存过程中应防止二次污染，如被污染应重新洗涤。

三、医用织物分类收集、运送与储存操作要求

(一)分类收集

应按预案对脏污织物和感染性织物进行分类收集。收集时应减少抖动。确认的感染性织物应在患者床边密闭收集。盛装感染性织物的收集袋(箱)宜为橘红色，有“感染性织物”标识；有条件的医院可使用专用水溶性包装袋。专用水溶性包装袋的装载量不应超过包装袋容积的2/3，并应在洗涤、消毒前持续保持密封状态。脏污织物宜采用可重复使用的专用布袋或包装箱(桶)收集，也可用一次性专用(塑料)包装袋盛装；其包装袋和包装箱(桶)应有文字或颜色标识。盛装使用后医用织物的包装袋应扎带封口，包装箱(桶)应加盖密闭。用于盛装使用后医用织物的专用包装袋和包装箱(桶)应一用一清洗消毒；医用织物周转库房或病区暂存场所内使用的专用存放容器应每周至少清洗1次，如遇污染应随时进行消毒处理；消毒方法参照《医疗机构消毒技术规范》执行。使用后的一次性专用(塑料)包装袋应按医疗废物处理。

(二)运送

医院洗涤中心应分别配置运送使用后医用织物和清洁织物的专用运输工具，不应交叉使用。专用运输工具应根据污染情况定期清洗消毒；运输工具运送感染性织物后应一用一清洗消毒，消毒方法参照《医疗机构消毒技术规范》执行。社会化洗涤服务机构应分别配置运送使用后医用织物和清洁织物的专用车辆、工具和容器，采取封闭方式运送，不应与非医用织物混装混运；对运送车辆、工具和容器的清洗消毒要求规范执行。

(三)储存

使用后医用织物和清洁织物应分别存放于使用后医用织物接收区(间)和清洁织物储存发放区(间)的专用盛装容器、柜架内，并有明显标识；清洁织物存放架或存放柜应距地面20～25 cm，离墙5～10 cm，距天花板≥50 cm。使用后医用织物的暂存时间不应超过48 h；清洁织物存放时间过久，如发现有污渍、异味等感官问题应重新洗涤。使用后医用织物每次移交后，应对其接收区(间)环境表面、地面进行清洁，并根据工作需要进行物表、空气消毒。清洁织物储存发放区(间)环境受到污染时应进行清洁、消毒。

第九节 消毒供应中心感染管理

一、制度及管理

(一)医院

应在院长或护理部的直接领导下开展工作。应采取集中管理的方式，由消毒供应中心对重

复使用的诊疗器械、器具和物品进行回收，集中清洗、消毒、灭菌和供应。暂时未实行消毒供应工作集中管理的医院，其手术室应按《医院消毒供应中心管理规范》要求管理。

（二）消毒供应中心

建立健全岗位职责、操作规程及职业安全防护等管理制度和突发事件的应急预案。医务人员应具有执业资格，并接受岗位及医院感染预防与控制的相关知识培训。压力灭菌器操作人员应接受相关培训并具有上岗资质。

二、布局及设施

（一）建筑布局要求

宜接近手术室、产房和临床科室，与手术室有物品直接传递专用通道，不宜建在地下室。周围环境清洁，无污染源，区域相对独立，通风、采光条件良好。建筑布局应分为辅助区域和工作区域，各区标识清楚且符合规范要求。去污区、检查包装及灭菌区和无菌物品存放区之间应设实际屏障，洁、污物品传递通道及人员出入应设缓冲间（带）。人员流动、物品流动、空气流动符合要求。

（二）设备要求

各区应按标准要求配置相应的设备。备有压力水枪、压力气枪、超声清洗装置、干燥设备、相应清洗用品、洗眼装置、带光源的放大镜。应配置自动清洗消毒机。配备压力蒸气灭菌器。根据需要配备低温灭菌器（三级医院必备）。配备无菌物品存放架或存放柜、封闭式下送车。所用设备应符合国家相关规定。使用的清洗剂、多酶洗液、消毒剂、润滑剂、包装材料及消毒灭菌监测材料均应符合国家相关规定。

三、操作流程要求

（1）按《医疗机构消毒技术规范》建立合理的回收、分类、清洗、消毒、干燥、包装灭菌、储存的标准及操作规程（包括外来医疗器械）。

（2）严格按照操作规程清洗、消毒、灭菌器械。进入人体无菌组织、器官、腔隙，或接触人体破损的皮肤、黏膜、组织的诊疗器械、器具和物品，应进行灭菌。

（3）被朊病毒、气性坏疽及突发原因不明的传染病病原体污染的诊疗器械、器具和物品，应执行《医院消毒供应中心 第2部分：清洗消毒及灭菌技术操作规范》中规定的处理流程。

（4）认真执行标准预防措施，有防护物品与防护措施。根据不同工作岗位的需要，应配备相应的个人防护用品，包括圆帽、口罩、隔离衣或防渗透围裙、手套、专用鞋、护目镜、面罩等。职业暴露按要求处理。严格执行手卫生规范，配备必要的洗手与干手设施。

（5）进入无菌物品存放间的一次性无菌物品必须去除外包装。无菌物品存放有效期限符合要求。

四、灭菌效果监测

（1）物理监测。每次灭菌应连续监测并记录灭菌时的温度、压力和时间等灭菌参数。温度波动范围为0～3℃，时间满足最低灭菌时间的要求，同时应记录所有临界点的时间、温度与压力值，结果应符合灭菌的要求。

(2)化学监测。灭菌包内、外均应有化学指示物监测，如果透过包装材料可直接观察包内化学指示物的颜色变化，则不必放置包外化学指示物。采用快速压力蒸气灭菌器灭菌时，应直接将一片包内化学指示物置于待灭菌物品旁边进行化学监测。灭菌包包内化学指示卡应完整地使用。

(3)生物监测。①压力灭菌、干热灭菌及甲醛灭菌应每周进行生物监测。②紧急情况灭菌植入型器械时，可在生物灭菌过程验证装置(PCD)中加用5类化学指示物。5类化学指示物合格可作为提前放行的标志，生物监测的结果应及时通报使用科室。③小型压力蒸气灭菌器应选择灭菌器常用的、有代表性的灭菌包制作生物测试包或生物灭菌过程验证装置。④预真空(包括脉动真空)压力蒸汽灭菌器应在每日开始灭菌运行前进行布维-狄克(B-D)测试。⑤环氧乙烷灭菌器应于每个灭菌批次进行生物监测。⑥过氧化氢等离子灭菌器应每天至少进行1次灭菌循环的生物监测。监测方法应符合国家的有关规定。

(4)应记录灭菌器每次运行情况，包括灭菌日期、灭菌器编号、批次号、装载的主要物品、灭菌程序号、主要运行参数、操作员签名或代号，及灭菌质量的监测结果等，并存档。

(5)质量控制过程的记录应易于识别和追溯。灭菌质量记录保留期限应≥3年。

第十节　手术室感染管理

一、制度

有医院感染管理制度及消毒隔离制度，有符合医院感染预防与控制的工作流程。

二、人员管理

(1)手术人员应严格遵循无菌操作流程。术中避免人员频繁走动，不应随意出入手术室。

(2)应严格控制进入手术室的非手术人员数量，每台手术应控制一定人数。各区人员相对固定。应暂时限制患有上呼吸道感染或者其他传染病的工作人员进入手术室工作。

(3)手术患者由专门通道进入手术室。进入洁净手术室的内、外平车必须严格区分使用。

(4)人员、物品进出手术室应有专用通道，洁、污分开，流向合理。条件受限时，应密闭运送。

三、布局与设施

(一)普通手术室

分为限制区、半限制区、非限制区，洁、污分开，分区明确，标识清楚。分设无菌手术间、一般手术间、隔离手术间。无菌手术间设在最里面。隔离手术间设在手术室入口较近处。每一手术间限置一张手术台，手术过程中尽量减少人员的出入，手术间的门在手术过程中应当关闭。选择适宜的空气消毒设备。

（二）洁净手术室

分为洁净区与非洁净区，区域之间应设缓冲室或传递窗。净化设备应当专人进行维护与保养并有记录。各项技术指标符合《医院洁净手术部建筑技术规范》的规定。

四、外科手消毒

洗手设施便捷、有效。应每2～4个手术间配置1个刷手间。水龙头的数量应不少于手术间的数量。洗手液、外科手消毒剂应符合国家相关规定，并避免二次污染。清洁指甲用具以及刷手刷应一人一用一消毒或灭菌，或者一次性使用。干手物品建议一次性使用，若为重复使用，应一人一用一清洗一灭菌，盛装容器应一用一清洗一灭菌。

五、感染性手术

手术通知单应注明手术患者的感染性疾病名称。在隔离手术间进行感染性手术。术前、术中及术后均应采取有效的消毒、隔离和防护措施。手术结束后，应当对手术间环境及物品、仪器等进行终末消毒。

六、物品的清洁与消毒

（1）器械、物品的清洗、消毒灭菌符合消毒供应中心规范要求。手术使用的医疗器械、器具以及各种敷料必须达到无菌。

（2）无菌物品专人管理，应当存放于无菌物品储存区域，规范存放。各种容器及包布清洁干燥、无破损。各种无菌物品包装标识清晰、项目齐全，注明器械包名称、灭菌时间、过期时间，包装者签名。

（3）术中使用的各种物品，应一人一用一消毒或灭菌。一次性使用的无菌医疗器械、器具不得重复使用。

（4）患者吸氧装置、雾化吸入器、氧气湿化瓶、麻醉导管及面罩等器具应当一人一用一消毒或者灭菌，干燥或无菌保存。

（5）外来器械必须经清洗、检查、包装、灭菌处理流程后，才能进入手术室使用。进入手术室无菌区和清洁区域的物品、药品，应当拆除其外包装后进行存放。

七、环境的清洁

手术室应于当天手术开始前和结束后进行彻底清洁消毒。在无明显污染情况下，物体表面用消毒剂擦拭；术中被患者血液或体液污染的物体表面和地面，应及时处理，先用吸湿材料去除可见的污染物，再清洁和消毒。每周室内外环境卫生彻底清洁，包括天花板、窗户、墙壁、空调机滤网等。清洁用具应分区使用，抹布、拖把与水桶等清洁用具应分室标注专用（并以颜色进行区分）。抹布应做到每清洁一个单位物品（物表）清洗1次，不得一块抹布连续擦抹2个不同的物品表面。用于清洁、消毒的拖把、抹布应当是不易掉纤维的织物材料。

八、医疗废物的管理

医疗废物分类收集，密闭运送。包装物与容器符合国家规定，外标识明确。锐器放入锐器盒。手术过程中产生的废弃的肉眼无法识别的人体组织、器官按照病理性废物处理；可以辨认的人体组织、器官按照尸体处理；内固定钢板等废物按照医疗废物处理。医疗废物交接登记要内容完善，登记资料齐全。

九、环境监测

环境卫生学监测每季度监测 1 次，监测不合格有原因分析、整改措施和追踪监测。洁净手术室的"环境物表监测"应符合《医院洁净手术部建筑技术规范》的规定。

第十一节　重症监护室感染管理

一、制度

制定医院感染管理的规章制度和预防控制措施，如 ICU 医院感染管理制度、消毒隔离制度、多重耐药菌感染控制措施、3 种导管相关感染预防措施等。

二、人员管理

(1)工作人员进入工作区应着清洁的工作服、洗手或手消毒。工作服应每周更换 2 次，有污染时及时更换。根据疾病的传播途径，在进行不同操作时采取必要的防护措施。工作人员疑有呼吸道感染症候群、腹泻等可传播的感染性疾病时，应避免接触患者或采取相应的防护措施。

(2)应尽可能减少不必要的探视，如需探视，在探视前后应洗手或手消毒，穿隔离衣，必要时根据疾病的传播途径采取额外的防护措施。疑有呼吸道感染症候群、腹泻等可传播的感染性疾病的人员，或者婴、幼儿，以及在社区感染性疾病暴发期间，应谢绝探视。

(3)各类人员进入洁净 ICU 必须戴帽子、口罩，换鞋或穿鞋套，穿隔离衣。

(4)对工作人员应定期进行院感知识的培训，并做好培训记录。

三、布局和环境管理

(1)分医疗区、医疗辅助区、污物处理区和医务人员生活区。医疗区每床使用面积不少于 15 m^2，床间距大于 1 m；应设有隔离病室，使用面积不少于 18 m^2。①经空气传播的疾病，感染患者有条件应收治在单间负压病室；条件受限时，单间普通病室与病区走廊之间应有缓冲间。②经飞沫传播的疾病，感染患者应收治在单间病室，病室与病区走廊之间应有缓冲间；条件受限时，应收治在单间病室。③经接触传播的疾病，感染患者应收治在单间病室；条件受限时，宜收治在相对独立的区域，病床间距不小于 1.1 m，并实施床边隔离。

(2)洗手设施。配备非手触式水龙头、流动水洗手设施及干手设施,应配备洗手液或干燥保存的肥皂,洗手处应张贴洗手流程图。干手方法必须达到没有二次污染、方便、可行的要求,宜选择干手纸巾。洗手设施,单间每床1套,开放式病房至少每2床1套。每张病床均应配备速干手消毒剂,含醇类手消毒剂开启后有效期参照产品说明书。洗手液、速干手消毒剂和纸巾应有一定的消耗量。

(3)空气。普通ICU应具备良好的通风条件,每日开窗换气2～3次,每次30 min。自然通风不良时应安装辅助通风设施。洁净ICU空气压力、湿度及温度应达到规定要求并定期进行维护,做好记录。使用中应每日自检正负压1～2次。

(4)墙面和门窗。应保持无尘和清洁。通常用清水擦洗即可,当受到患者血液、体液等明显污染时,先用吸湿材料去除可见的污染物,再清洁和消毒。

(5)地面。无明显污染时,使用清水擦拭地面。当受到患者血液、体液等明显污染时,先用吸湿材料去除可见的污染物,再清洁和消毒。不宜在室内及走廊铺设地毯及在入口处放置脚踏垫。

(6)清洁用品应分区使用,使用后清洗消毒,晾干分类放置。

四、感染控制

(1)对呼吸机相关性肺炎、血管内导管所致血行感染、留置导尿管所致尿路感染实行监控。有管理规范与监控指标,有反馈及改进措施。

(2)多重耐药菌感染患者应单间或床边隔离。医务人员了解多重耐药菌感染的隔离措施并严格执行。

(3)有相关院感的监测及监督检查,有持续改进措施。有医院感染病例登记本,感染病例及时登记、上报。

五、物品管理

(1)重复使用的器械或物品(呼吸机管道、湿化瓶等)送消毒供应中心清洗、消毒或灭菌。

(2)呼吸机及附属物品:每日用500 mg/L含氯消毒液擦拭外壳,按钮、面板用75%乙醇或季铵盐类消毒剂擦拭。其他诊疗仪器:诊疗、护理患者过程中所使用的非一次性物品,如监护仪、输液泵、微量注射泵、听诊器、血压计、氧气流量表、心电图机等,尤其是频繁接触的物体表面,如仪器的按钮、操作面板,应每天用75%乙醇或者消毒湿纸巾擦拭消毒。对于感染或携带多重耐药菌的患者,医疗器械、设备应该专用,每日消毒2次,不能专用时做到一用一消毒。

(3)床单、被服每周更换2次,隔帘每季度清洗消毒1次,如有血迹、体液或排泄物等污染,应及时更换。

(4)护士站桌面、电话按键、电脑键盘、鼠标、床、床栏、床旁桌、床头柜、治疗车、药品柜、门把手等,每天用有效消毒剂擦拭,多重耐药菌感染患者每天消毒2次,当受到患者血液、体液等明显污染时,先用吸湿材料去除可见的污染物,再清洁和消毒。

六、医疗废物管理

医疗废物分类收集，密闭运送。包装物与容器符合国家规定，外标识明确。锐器放入锐器盒医疗废物交接登记内容完善，登记资料齐全。

七、环境监测

环境卫生学监测每季度监测 1 次，监测不合格有原因分析、整改措施和追踪监测。

参考文献

[1]陈爱琴，张静.医院消毒供应中心设备管理实施指南[M].广州：广东科学技术出版社，2020.

[2]陈梅.医院后勤管理标准建立与新技术应用[M].上海：同济大学出版社，2020.

[3]戴波，薛礼.康复护理[M].武汉：华中科技大学出版社，2020.

[4]董四平，陶红兵.医院管理与卫生政策研究方法[M].北京：中国协和医科大学出版社，2022.

[5]杜萍，路绪锋，李凤萍.医院管理伦理[M].上海：复旦大学出版社，2021.

[6]段瑞华，谭晓东，彭淑珍.综合性医院健康管理创新与实践[M].武汉：华中科技大学出版社，2017.

[7]郭启勇.现代医院管理新论[M].北京：人民卫生出版社，2018.

[8]黄俊谦，喻允奎，高杰，等.现代医院综合管理实践[M].哈尔滨：黑龙江科学技术出版社，2018.

[9]李峰，牛江平，张英.现代医院管理制度建设实践[M].北京：清华大学出版社，2019.

[10]李永富.现代医院管理[M].西安：西安交通大学出版社，2016.

[11]莫言娟.现代医院管理与医院经济运行[M].天津：天津科学技术出版社，2020.

[12]汪文杰，郑家伟.医院卓越管理模式[M].北京：北京大学医学出版社，2014.

[13]王炳臣，尹鲲，张英.医院员工职业发展管理[M].北京：清华大学出版社，2021.

[14]王伟，刘继红.现代医院高质量发展管理实践[M].北京：人民卫生出版社，2021.

[15]王文姮，金胜姬.护理人文修养与沟通[M].北京：人民卫生出版社，2021.

[16]翁开源，王浩.医院管理学[M].北京：人民军医出版社，2015.

[17]余波，杜忠华.公立医院战略管理案例与实操[M].上海：复旦大学出版社，2022.

[18]翟理祥，夏萍.精益医疗管理实践[M].北京：人民卫生出版社，2022.

[19]张利江.现代医院管理理论及其创新理念探析[M].成都：四川大学出版社，2017.

[20]张文燕，冯英，柳国芳，等.护理临床实践[M].青岛：中国海洋大学出版社，2019.

[21]周晓露，洪爱蓉.护理管理[M].重庆：重庆大学出版社，2019.

[22]朱胤，石泳钊，张英.医院绩效管理[M].北京：清华大学出版社，2021.

[23]庄建民.医院管理新思维[M].北京：人民卫生出版社，2020.